気にしすぎる自分がラクになる本

長沼睦雄

青春新書
PLAYBOOKS

はじめに

「気にしすぎ」と、うまくつきあえていますか？

ちょっとしたことが気になって忘れられず、考えたくないのに、ひとつの出来事が頭の中から離れない。

やってしまった失敗をいつまでも思い返し、クヨクヨと悩んでしまう。

このような経験はありませんか？

私は北海道で、精神科医として25年近く働いています。

精神科医という立場上、人の心の動きにはよく気がつくほうなのですが、最近、日々接する病院のスタッフとのやりとりや、日常生活の中で、こういった「気にしすぎ」に悩まされている人が多くいることを実感するようになりました。

LINEで送ったメッセージが「既読」になっているのに返事がこないと、気をもんでいる女性スタッフ、「ここ、間違ってたよ」と資料の間違いを指摘しただけで、自分を全否定されたかのようにしょげかえってしまう後輩、自分の言ったひとことが友だちを傷つけたかもしれないと話す友人たち……。

「小さなことを気にしすぎてしまう」というのは、気にしてしまう人の性格の問題だと思われがちですが、実はそうではないことがほとんどです。

脳の働きや、過去の経験、生活様式、親や家族との関係、生まれ持った気質など、さまざまなことが原因で「気にしすぎてクヨクヨ悩む」という心の動きはつくられているのです。

気にしすぎてしまう人自身も含め、多くの人はこのことに気づいていません。

そのため、友人がちょっとしたことで悩んでいると聞けば、

「考え方がネガティブだからダメなんだよ、もっと明るく考えなよ」

などと、アドバイスをしますし、気にしすぎてしまっている人自身も、

「自分はなんでこんなことを気にしているんだろう……。もっと明るくならなきゃ」

などと、自分を責めたり、無理して明るくふるまおうと努力するなど、間違った対応をしてしまうことがあるのです。

この間違った対応の最たるものに、「プラス思考」があります。

プラス思考自体はもちろん悪いものではないのですが、

「自分は小さなことで悩みやすいから、どんなときでも明るくいるべきなんだ！」

と、自分の心の状態を把握せずに、どんなにいやなことがあっても、無理やり考え方をポジティブにしようとすることは、心にとってはただの負担にすぎません。


気にしすぎてクヨクヨ悩んでしまう心の動きには、さまざまな原因がある。

そして、単純にプラス思考になろう、前向きに生きようと意識しすぎるのは心にとってよくない……。それでは、気にしすぎて心が苦しいとき、私たちはいったいどうすればいいのでしょうか。


私は、最も大切なのは、気にしすぎてしまう自分を「やめよう」とすることではなく、**気にしすぎてしまう自分、その「ありのままの自分」を認めて受け入れて許し、その自分とどうつきあうかを探ること**だと考えています。

ありのままを受け入れるというのは、一見簡単なことに思えますが、実はとてもむずかしいことです。

だからこそ、一度でもそれができれば世界は大きく変わります。

毎日感じていた生きづらさが消え、クヨクヨ思い悩んでしまったときも、そうした困った気持ちを受けとめながら、自分の心にしっかり向きあうことができるようになるはずです。

本書では、ありのままの自分を知り、その自分を受け入れる方法を具体的な手順を含めながら、順を追ってお伝えしていきます。

小さなことを気にしすぎている方の中には、悩んでいる自分のことを嫌っている方もいるかもしれません。

ただ、小さなことをクヨクヨと思い悩むということは、そこまで悪いことではないと私は考えています。たしかに悩んでいるときはとてもつらいものですが、それは、自分の心を深くのぞくチャンスにもなるからです。

気にしすぎて、クヨクヨ悩むことは、決して無駄な経験ではなく「あなたを成長させるもと」となるものなのです。この「悩む力」の大切さについても、のちほどゆっくり説明していきます。

本書では、小さなことを気にしすぎてクヨクヨ悩むという現象や、そのとらえ方について、心理学や神経科学、脳科学などの視点を織りまぜ、さまざまな角度から解説を試みました。途中で少し難解な言葉が出てくる箇所もありますが、できるだけわかりやすく説明したつもりです。また、気にしすぎてしまう人が自分を受け入れるために役立つ具体的な考え方やメソッドなども紹介します。

どれも私が25年の診療経験の中で効果を感じた、だれにでも簡単にできるものばかりなので、ぜひ実践してみてください。

本書が、今の自分を少しでも受け入れられる一助になれば、これ以上の喜びはありません。

十勝むつみのクリニック院長　長沼睦雄

気にしすぎる自分がラクになる本　目次

第1章

「気にしすぎ」ってどういうこと？……17

第2章

あなたがクヨクヨしてしまう本当の原因

第3章

気にしすぎてしまう人に大切にしてほしいこと

本文デザイン・DTP——岡崎理恵
本文イラスト——なかきはらあきこ
カバーイラスト——細川貂々
編集協力——横田緑

第1章

「気にしすぎ」ってどういうこと？

気にしすぎてクヨクヨ…。その気持ち、うまく説明できますか？

まずは「気にしすぎてクヨクヨ」の正体を知ろう

小さなことが気になってクヨクヨ悩むのは、非常につらいことです。
ですが、このつらい経験は自分の内面をみつめるための、またとないチャンスとも
いえます。自分の中で渦巻いている怒りや悲痛な叫びに耳を傾けることで、自分とい
う人間の本当の姿を知ることができるからです。
何かを忘れられず悩み、困っているあなたは、
「そんなこと言われても、苦しいこの状況を成長のチャンスなんて思えないよ……」
と、思われるかもしれませんが、これは私が長年の診療経験から得た実感です。

「気にしすぎてクヨクヨすること」は、人をひとまわりも、ふたまわりも成長させる、少々苦い良薬なのです。まさに良薬は口に苦し、ですね。

薬は効果もあるいっぽうで、怖いのが副作用です。「クヨクヨ」の正しい使用法を学ぶためにも、まずはクヨクヨの正体について知っておきたいものです。

というわけで、この章では「気にしすぎによって起きるクヨクヨ」の正体をじっくりと解明していきます。

私は精神科の医者として毎日、患者さんを診ているので、もしかすると、少し極端な話が出てくる可能性があります。でも程度の差こそあれ、すべての人の中に、形は違っても、同様の症状や性向、偏りなどがあるはずです。

ご自分の心の中と照らし合わせながら読み進めていただければ、きっと何らかのヒントや助けになると思います。

新しい情報にも出合えるはずですので、期待してくださいね。

では、始めます！

不安とうつうつとした心が「クヨクヨ」の正体だった

小さなことを気にしすぎて、クヨクヨ思い悩んでしまう。

このとき心はどんな状態にあるか、しっかりと認識、理解できているでしょうか。

自分が悩まされている心の動きなのに、このとき心がどうなっているのかを考えることは少ないように思います。たしかに、気にしすぎてクヨクヨ思い悩んでいるときは、そのクヨクヨを生み出す悩みのタネばかりに目がいって、自分の心の動きを俯瞰して考えることはむずかしいものですよね。

そこでまずは、「気にしすぎて、クヨクヨする」という心のありかたを考えましょう。

小さなことが気になって仕方なく、それによってクヨクヨしているときは、思考は停滞して、視野も狭まって、物事を客観視できず、同じひとつの考えのまわりを堂々めぐりしている状態です。グルグルと同じことを考えつづける、「グルグル思考」と言ってもいいかもしれません。

このような心のありかたは「うつうつとした気持ち」と「不安」に支配されている

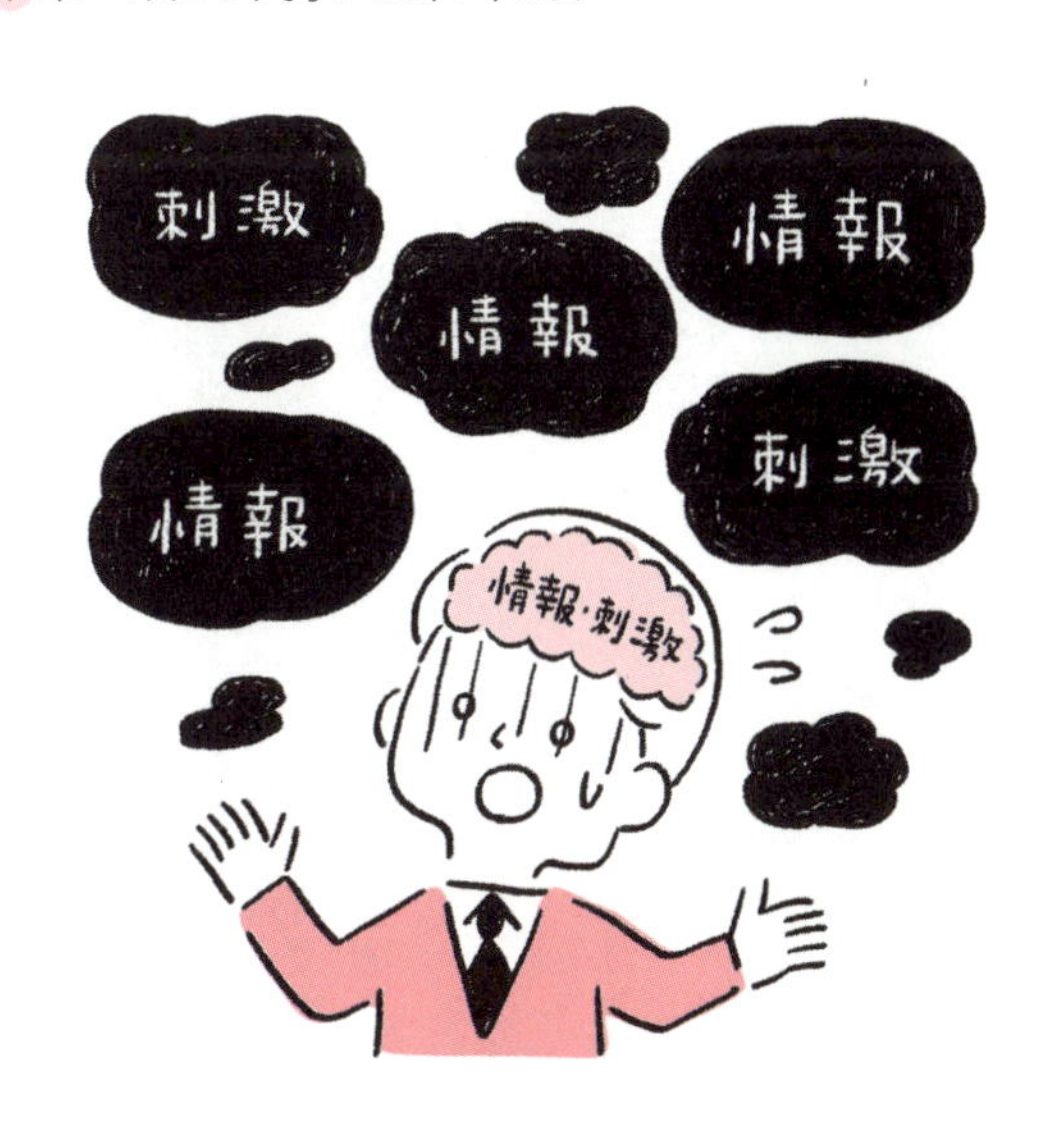

状態であると考えられます。

もちろんうつといっても、うつ病になっているというわけではありません。心の中がうつうつと重い感情に支配されていることを指します。それでは、重い感情が生まれてしまうのは、なぜなのでしょうか。

それは、心の中に飛びこんできた刺激や情報が処理できていないからです。つまり、ここでのうつは、これらが処理できていない状態、いってみれば「心の便秘」になっているようなものです。

人は、生きている中で、さまざまな刺激や情報を無意識にとりこんでいます。

多くの人は、それを自分の中で処理して、

友人に話したり、怒りに変えて発散するなど、何らかの形でアウトプットしているのですが、クヨクヨ思い悩むのがクセになってしまっている人は、それがうまくできません。

心の処理機能がうまく働かず、身のまわりのいろいろな出来事や情報、もしくは小さな頃から抱えていた心の傷が心の中でわだかまっていて、それらの整理と処理をどうすればいいのかわからないまま悶々としているのです。これが心をうつうつした気持ちに支配されている状態です。

それでは、もういっぽうの心の動き、不安に支配されている状態とは、いったいどのような状態でしょうか。

うつが、たくさんの刺激や情報を処理できない状態だとしたら、不安に支配されている状態とは、目隠しをされ、必要な情報が入ってこない中で、目にみえない何かに怖がっているようなものです。

当然ですが、目隠しをされたままでは、まわりの状況がわかりません。

そのため、だれがいつどこで、自分に対して何をするか、そういったこともわから

わからないから不安になる

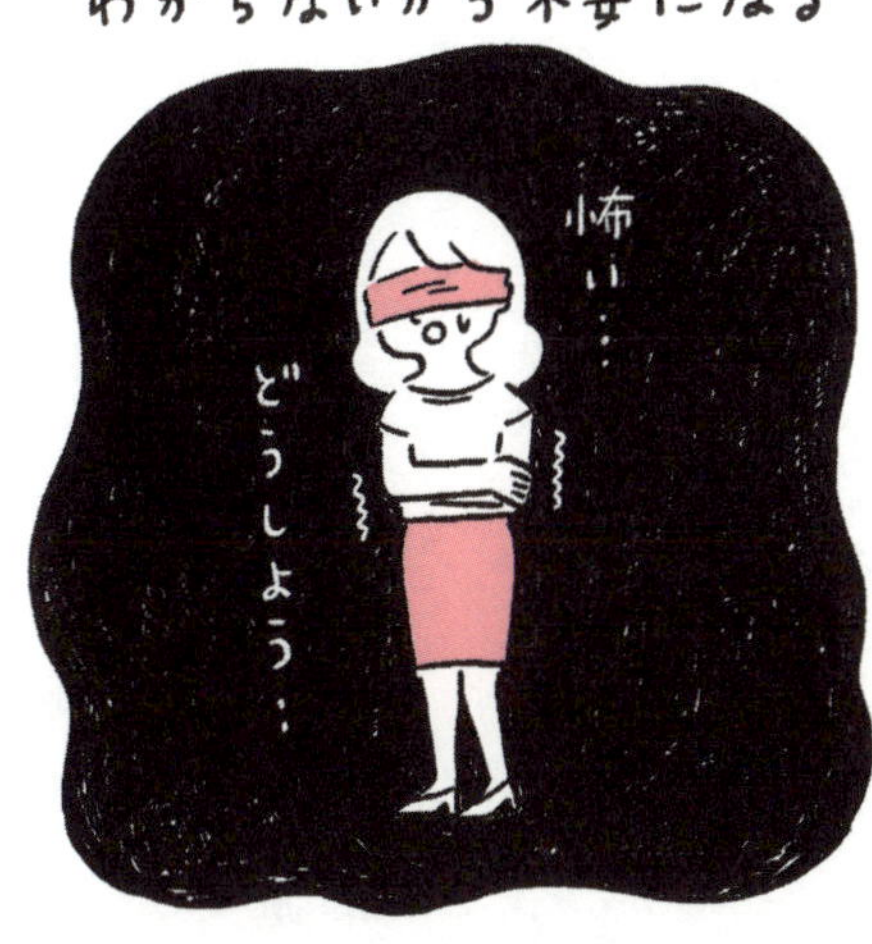

ないし、そもそも、そのだれかがいるのかどうかさえも定かでなかったりします。だから、対処のしようがなく、ただ、「どうしよう、どうしよう」とうろたえてしまうのです。

ちなみに、恐怖を感じるときには、この「目隠し」がありません。目隠しがなくて恐れる対象がみえるからこそわき上がる感情が、恐怖なのです。

いやなことが忘れられない理由

具体的な事例を使って気にしすぎてクヨクヨするという心の動きを、うつうつとした気持ちと不安、このふたつで説明しましょう。

たとえば、

「友だちに言ったひとことが、相手を傷つけたかもしれない」と思って、クヨクヨと思い悩んでしまったとします。このときにまず発生するのが、不安です。

友人が本心で自分のことをどう思っているかはわからないのに（本心がみえていない、目隠しの状態）、友人の気持ちを頭の中で推測し、あの子は私のことを「なんてひどいことを言う人なんだろうな」と思っているに違いない、どうしよう……と、勝手に気にして不安がる。

目にみえていないものに対して、恐れを覚える状態ですね。

そして、その感情を処理せずにそのまま放っておくと、うつうつとした気持ちにつながります。

「たぶん、私のこと怒っているんだろうな、陰で悪口を言っているかもしれない。でも、今さら謝ってもおかしいだろうし、仕方ないな……」

多くの気にしすぎさんは、このように「気にしていることを忘れよう」と努めるのですが、きちんと忘れられている人はほとんどおらず、たいていの人は臭いものにフタをしただけの状態、つまり刺激や情報をきちんと処理していない状態で放置したままになっているのです。

また、ひとつ気になることがあると、それに付随するほかのことも気になってしまうことがよくあります。

これによって、うつうつとした気持ちに拍車がかかります。

そういえば、あのときもあの子にこんなこと言ってしまったな、私はなんて浅はかなんだろう……といったように、気になることが連鎖して増えていくのです。

この**負の感情の連鎖によって、感情や気になることの溜め込みが何度も起こり、心の中に未処理の重い感情がどんどん溜まっていってしまう**ことになるのです。

「クヨクヨ」は、どこからくるのか

気にしすぎてクヨクヨは、自分の中から生まれる

「気にしすぎてクヨクヨしてしまう」のは、いうまでもなく、自分の心の動きです。そのため、そうなってしまう原因自体も、実は自分の中にあるということがほとんどです。

こういったお話をすると、クヨクヨしてしまうのは、だれかと喧嘩したり、仕事や家事を失敗してしまったりといった、自分以外の外の世界に原因があるんだよと、おっしゃる方がいますが、それは少し違います。

気にしすぎてクヨクヨ思い悩む「きっかけ」と、「原因」は違うのです。これらを

混同してしまっている人がよくいるので、ここで説明しておきましょう。

「気にしすぎ」「クヨクヨ」のきっかけは、日常の中で起こる悲しい出来事や、仕事における自分のミスなど、起きた本人にとって不利だったり、マイナスに感じるような出来事だったりします。悲しい出来事は、たしかに一時的に心につらい気持ちを呼び起こします。ただ、これは気にしすぎやクヨクヨを抱えこんでしまう大本の原因とは異なります。

たとえば、同じような失敗をしたとしても、いつまでもクヨクヨ悩んでしまう人がいるいっぽうで、さして悩むことなく、すぐに改善策を考えるなど「次のステップ」に進むことができる人がいませんか?

この違いはなぜ起こるのでしょう。

気にしすぎたり、クヨクヨ悩むことがやめられない人は、多くの場合、起きた出来事を過度にマイナスな出来事と決めつけてしまう「思考のクセ」を持っていて、物事を悪い方向に考えることが多いのです。

つまり、**気にしすぎてクヨクヨと悩みがちな人は、物事の受けとめ方が「マイナス」**

になりやすいといえます。単純化していえば、マイナス思考に陥りやすい状態になっているということです。

そのため、起きた出来事に対して大きく振りまわされてしまい、マイナスの方向に考えを引きずられることが多くなってしまうのです。

同様のことはストレスに関してもいえます。ストレスの強弱も各人の受けとめ方によって異なりますね。同じことが起きても、それが大きなストレスになる人もいれば、ストレスなどまったく感じない人もいます。子どもの世界でも、少々からかわれた程度では、いじめなどと感じない子がいるいっぽうで、ひどくいじめられたと感じてしまう子もいる。それと同じですね。

気にしすぎたり、クヨクヨ悩みやすい人は、物事をみるとき、考えるときに思考のクセともいうべき特有な思考パターンを使っていることが多々あります。

クヨクヨグセに陥りやすい思考パターン、うつうつと悩んでしまいがちな思考のクセが自分の心に深くしみついてしまっているからこそ、ささいなことを気にする自分からなかなか抜け出すことができないのです。

もちろん、思考のクセなど関係なく、あなたを思い切りクヨクヨさせるような絶対的に悲しい出来事が突然起きてしまうこともあるでしょう。

悲しみの大小にかかわらず、クヨクヨしてしまうのはあなた自身の責任だけでは、もちろんありません。あなたを悲しませたり、落ちこませたりするような悲しい出来事が起きさえしなければ、あなたがクヨクヨしたり、気にしすぎたりしてつらい思いをすることは、そもそもなかったはずですから。

ただ、その悲しい気持ちを長引かせるか否か、もしくはそれを悲しいことと認めるか否かは、間違いなく自分の心の動きでもあるのです。

あなたをクヨクヨや気にしすぎに引っぱりこんでいる、あなた自身の思考のクセに気づくことが、気にしすぎでクヨクヨしやすい自分のことをよく知る、第一歩になるかもしれません。

ゆがんだ思考が「クヨクヨ」に直結する

気にしすぎを生み出す思考パターン

ささいなことを気にして、クヨクヨしてしまう……。自分でもいやなのに、不安やうつうつとした気持ちにいつの間にか心をのっとられてしまう……。やめたいと思っても、なかなかやめられない考え方。そこには、思考のクセともいうべき考え方のパターンが関係しているということは、先ほどお話ししましたね。

ここでは、そのクヨクヨ、気にしすぎを生み出す主な思考パターンについて簡単に説明していきます。ふだんの生活の中で思いあたることはないか、ぜひ、ご自分の心の内をのぞきながら読み進めていってください。

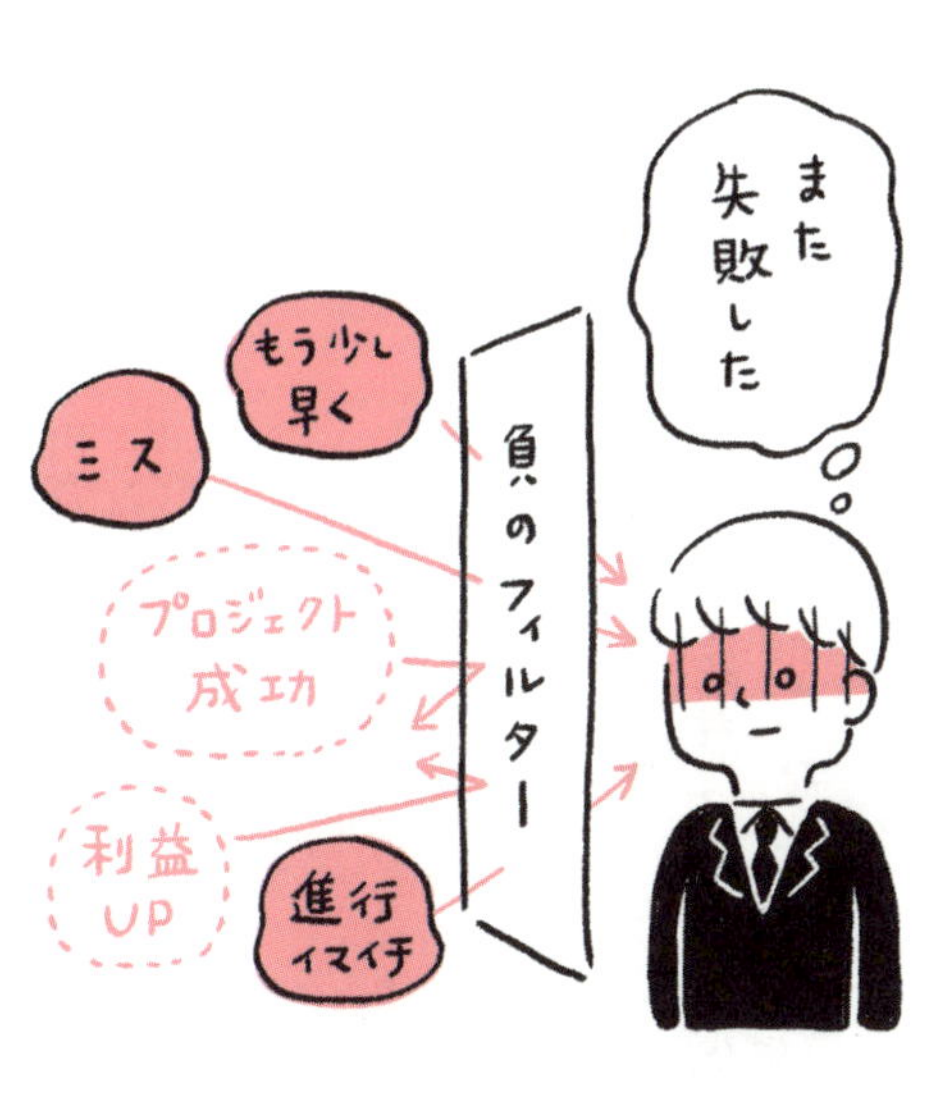

❶「負のフィルター」をかけてしまう

気にしすぎ、クヨクヨ悩むことがクセになっている人たちの中には、物事を考えるときに、無意識に「負のフィルター」をかけてしまう人が多くいます。

このフィルターはやっかいなもので、**これがかかると、ふしぎと物事の欠点、不足、よくない出来事しか目につかなくなってしまいます。**

プラスのことがフィルターに引っかかって心の中に入ってこなくなり、マイナスだけが心の中に入ってくる状態です。

たとえば、あなたが手掛けていたプロ

ジェクトが成功をおさめたとしましょう。通常であれば、その成功を喜ぶのでしょうが、負のフィルターがかかっていると、「でもあのとき、もっとうまく進行できたよな」「もっと早く用意しておけば、1日早く仕事を終わらせられたのに……」などのマイナス面だけが気になり、プラス面はフィルターによって遮断されてしまうのです。

これによって、物事のマイナスの面しかみることができなくなってしまいます。

❷すべてのことをマイナスにしか考えられなくなる

すべてのことをマイナスに考える思考のクセを、「マイナス思考」と呼びます。負のフィルターのように、よいことが心に入ってこないということはないのですが、**入ってきたよいことが、すべてマイナスの考えにすり替わってしまう**のです。

たとえば、電車で高齢者に席を譲ったとしましょう。

これは一般的にみるとかなりよい行いです。ただ、マイナス思考が強い人だと、この行いを「年より扱いしてるんじゃないよって、思われたかもしれない」「まわりの人に、偽善者と思われているかもしれない」などと考え、マイナスの出来事に変えてしまうのです。

負のフィルターも、マイナス思考も、その思考のクセに陥ってしまう理由は多々ありますが、ありのままの自分の姿を受け入れることができていなくて、自分に自信を持てない、自分を過小評価してしまうことが大きな原因だと考えられます。

❸「すべき」「あるべき」という考えを強く持ちすぎる

「私はもっとやせるべき」「部屋をいつも片づけておくべき」「物事はこうあるべき」

志が高くて、一見よいようですが、こういった「べき思考」には要注意です。

あなたは「べき思考」にとりつかれてはいませんか？

実は**「べき」という考えを強く持ちすぎることは、それができていない今現在の自分を否定することにつながっています。**そうではない自分に対して、罪の意識や敗北感をつねに持つようになってしまい、無意識に自分で自分を責めるようになり、自分に起きる物事もマイナスにとらえやすくなってしまうのです。

❹白か黒かを一気につけたがる

仕事にしろ、プライベートにしろ、何らかのストレスを受けつづけていると、心が不安定な状態になり、忍耐力が弱くなります。すると、頭をもたげてくるのが、白か黒かを一気につけたがる「白黒思考」です。

白黒をつけさえすれば、グレーゾーンに目を向けずにすむので、そのぶん、余計なエネルギーを使わなくてすみます。

心の中がクヨクヨでいっぱいで、不安やうつに心を支配されている状態では、心のエネルギーレベルが低下しているので、とくにこの思考に傾きがちです。

この思考につかまると、たとえば、クヨクヨ悩んでいると、「こんな調子だから、私は不幸から抜け出せないんだ」とか、「人生なんて結局、生きるに値しない」などと、何を考えても白か黒か、イエスかノーかの極端な考えに飛躍してしまいます。

不幸と幸福の間に、そこそこの幸福というものがある、生きているだけでもそれなりの価値があるかもしれない、といったグレーゾーンには目がいかずに、すぐに物事を全否定し、考えるのをやめようとしてしまうわけです。

❺他人が自分に対して否定的だと結論づける

「あの人は私をドジだと思っている」「気の利かない人間だと思っている」など、相手の心を読めるかのように思いこんで、他人が自分に対して否定的であると結論づけてしまう――。このような思考パターンが読みすぎによる「思い込み」です。

他人の心を読もうとする思考のクセの裏には、「不意打ち」への恐れがあります。そこで、他人の心を読んで、相手の言動をあらかじめ予測しておけば、不意打ちは避けられ、その場で、動揺して弱みをみせることもない、といった意識が働くのです。

このような身構え方をしているうちに、この勝手な思い込みが真実かのような錯覚に陥り、相手に対して根拠のない腹立たしさや憎しみを覚えたりします。しかも、自分でも気づかないうちに、「あの人は私をドジだと思っている」といった否定的な結論を、自分の本当の姿と思うようになります。怒りや憎悪、低い自己評価を心に抱えていれば、物事をプラスにみることはむずかしいはず。

このほかにも、**一度起きた悪い出来事を毎回起こる出来事だと思いこむ「一般化のしすぎ」**、**自分の悪いところを必要以上に大きくとらえ、自分のよいところを極端に過小評価する「過大解釈・過小評価」**、**自分や他人のイメージを勝手に決めつける「決**

めつけ・レッテル貼り」、他人に責任を押しつける「責任転嫁」などの思考パターンも、クヨクヨ思い悩む思考のクセにつながります。

どうでしたか。小さなことにクヨクヨしてしまう方にとっては、いくぶん耳が痛い話もあったかもしれません。

客観的な視点が少しでもあれば、気にしたり、落ちこむことがあっても、自分の中のプラスの資質や、物事の肯定的な面にも気づけますし、バランスのとれた結論も導き出せるのですが、クヨクヨ思考にとりつかれていると、これがどうしてもできないのです。

マイナスの考えから、なかなか抜けられないのはなぜ？

マイナスの感情は人を引きつける

ここまで、クヨクヨを生み出す原因ともいえる、ゆがんだ思考のクセについて説明してきました。日々、マイナスに物事を考えるのはつらいことが多いはず。クヨクヨ悩んでしまいがちな人ほど、できたらプラス思考で毎日笑ってすごしたいと思っているでしょう。それなのに、なぜかゆがんだマイナスの思考のクセから抜け出すことができない……。それはいったいなぜでしょうか。

人間は危険から身を守るためにマイナスにより反応しやすくなっています。つまり、

マイナスには人を引きつける力があると考えられます。

どれだけプラス思考の人の中にも、マイナスの感情は必ず起こります。怒り、悲しみ、疑い、不安、憎悪、恨み、嫉妬、破壊衝動……。これらは、プラスの感情とともに人間の中に必ずある、否定しようのないものです。どれだけ道徳教育をしても子どもがマイナスの行動をくりかえすのは、ふだんは表に出すことを禁じられているこのマイナスの感情が心に溜まっているからだとも考えられます。ふだん抑圧されている感情だからこそ、解放されるときに強い力を持つのです。

さらに恐怖や怒りといったマイナスの感情は、生きるうえで自分を守るために必要不可欠な動物的な要素に根ざしています。

たとえば、横断歩道を渡っているときに、信号無視の車がものすごいスピードであなたの前を横切ったとしましょう。あなたがまず感じるのは、ゾッとするような恐怖、そしてその後に出てくるのが「あぶないじゃないか！」という怒りの感情です。これらは、みずからの生命の安全を脅(おびや)かされたことに強く恐怖を抱き、さらにはその恐怖を与えた相手を威嚇(いかく)する、生存本能から生まれる強い感情です。

このような**生存本能に近いマイナスの感情は、思考のクセに影響しやすく、さらに**

こういった思考はくりかえしやすいとも考えられます。以上のような理由で、マイナスの感情は、とても強く人の心に根づいてしまうことがあるのです。

悩みから抜けられない原因は、心の本質にあった

さらに、マイナスの考えが一度定着してしまうと、ふしぎなことが起きます。マイナスの行動が好きになるのです。実際に、私は治療をする中で、そのようなケースを何度も目の当たりにしています。

世の中には、怒ることが生きがいになっている人がいますね。彼らは怒ることがエネルギーになっていて、世の不正に怒り、政治に怒り、他人に怒って、しょっちゅう裁判を起こしたりしています。つねに何かと戦っていないと、生きている実感を持てないのでしょう。

同様に、悩むことに全エネルギーを傾けてしまう人もいるのです。もちろん最初からそうだったわけではありません。ただ、**しょっちゅう悩んでいるうちに、あるときから悩むことにのっとられてしまう**のです。

似たような例が、「溜め込み症」の人たちです。溜め込み症の人は、物を過剰に集め、

さらに集めた物を捨てられない傾向にあります。ゴミ屋敷と呼ばれるような物だらけの家に住んでいる、片づけられない人の中には溜め込み症の人がいます。

物に埋もれたゴチャゴチャの部屋などには足も踏み入れたくないというのが、ふつうでしょうが、当人たちは散らかり放題の部屋の状態にすっかり慣れてしまっています。慣れてしまうと、人間は変化を嫌うようになります。

ゆがんだ思考、マイナスの考えの中で長い期間、悩みつづけていると、片づけられない人たちと同様に、その状態に慣れ親しむようになって、自分を変えたり、現状を変えるのが億劫(おっくう)になってしまうのです。

こういったことになるのは、私たちの心の奥底にある怠惰のせいです。どんな人であっても、頑張るよりも怠けるほうが楽ですよね。何かを変えるときには、私たちが考えるより多くのエネルギーが必要になります。別に変えなくていいのであれば、何も変えずに現状に身をゆだねていたい……それが、心の本質です。

心に深い傷を負い、もがき、苦しんでいるうちに、その痛みに慣れてきて、苦しい状態にいることが当たり前になる。そして、そこから抜け出そうという気持ちが徐々に薄れていきます。

つり橋で落ちそうになったトラウマがある人が、やがてつき動かされるようにバンジージャンプをするようになるという事例もあります。これなどは、このような心の動きの格好の例でしょう。これは「トラウマの再演（再演技化）」と呼ばれます。

心に深い傷を負うと、同じ状況を今度こそ自分の力でコントロールしようとして、無意識に自分をその状況の中におこうとしてしまうのです。

悩みグセのある方の中では多かれ少なかれ、以上のような心のメカニズムが働いています。

あなたはどうでしょう。

「悩むのがいやなのに悩むのをやめられない。なぜ自分はつらいことをくりかえしてしまうのだろう」そんな感覚を覚えたことはないでしょうか。

ここまで、クヨクヨの原因ともいえる「物事を否定的に受けとる考え方」について、心理療法的な視点で考えてきました。

実は、物事をマイナスのパワーで受けとめてしまう心の動きには、これまでの人生経験や、さらには脳や神経の働き方も関係していることがわかっています。

次の章では「物事をマイナスに決めつけて考えてしまう理由」を、より多方面から掘り下げていきます。

あなたを悩ませる「クヨクヨ」の本当の原因により近づけるはずです。

第2章

あなたがクヨクヨしてしまう本当の原因

マイナス思考の裏にある、トラウマや愛着障害

「クヨクヨしやすい」のは、あなたの性格だけの問題ではない

ここからは「物事を否定的に受けとる考え方」を持ってしまう原因について、トラウマや愛着障害、さらには脳や神経の働き方から考えていきます。

これは私自身、カウンセリングの現場でもよく感じているのですが、物事の背景にはさまざまな原因がからまって存在していることがほとんどです。何事に対しても、原因はひとつだけではないことが多々あります。自分がまったく気づかないところに、意外な原因があることも少なくありません。

この章を読むことで、意外な出来事があなたを苦しめていることが判明するかもしれません。

まずは「トラウマ」と「愛着障害」について説明していきます。

トラウマ、愛着障害といわれると、少し自分から遠い世界の話と思う方もいらっしゃるかもしれませんが、実は、このふたつはどちらもまったくないという人のほうがむしろ少ないのです。本書を読んで、もし、自分がトラウマを抱えているかもしれない、もしくは愛着障害があるかもしれない……と思ったとしても、そのこと自体を気に病むことはまったくありません。多くの人が抱えている心の問題なのですから。

トラウマは、人生のさまざまな場面で顔を出す

トラウマという言葉はすっかりおなじみになりましたね。

トラウマとは、日本語では心的外傷のこと。多くは乳幼児期に受けたつらい体験がトラウマとなり、その後も長くその人の心に影響を与えつづけます。トラウマというと、虐待などの非常に悲しい経験を考えがちですが、実は小さいときに「母親が入院

中によその家に預けられた」「母親がほかの兄弟のほうを大事にした」というような、意図してだれかから傷つけられたわけではない出来事でも、トラウマになる可能性があります。

トラウマが生まれる瞬間、心の中では何が起こっていると思いますか？
トラウマが起きるときには、心の中にマイナスの感情がある場合が多々あります。ただ、その感情を表に出さず、グッと抑えてしまうことで、トラウマは生まれます。マイナスの感情を抑えることは、動物的な反応としてのストレス反応を抑えることになります。この現象を心理学では「未完了のストレス反応」と呼びます。本来、動物として起きるはずのストレス反応が完了することなく、未完了の宙ぶらりんの状態にあるという意味です。この未完了のストレス反応が、トラウマの正体なのです。

つまり、**乳幼児期に理不尽な扱いを受け、そのことへのマイナスの感情を外へ出せずに未消化のまま、残ってしまったものが、トラウマ**なのです。このマイナスの感情は、解消されないままですとその後の人生のさまざまな場面でいつまでも顔を出しつづけます。

これが、気にしすぎやクヨクヨの原因となる、マイナス思考で物事を決めつけてしまう考え方の大きな原因になります。

たとえば、教授の研究室へ卒論について相談しに行ったら、「あっ、悪い。急用ができちゃって、また連絡するよ」と言われたとしましょう。たったそれだけのことで1週間も大学へ行けなくなってしまったという女性がいました。

彼女は、教授の予定が急に変更になったというそれだけのことなのに、自分が「拒絶」されたと感じてしまったのでしょう。

拒絶に対してひどく敏感に、過剰にマイナスの反応をするのは、小さい頃に自分が拒絶されたつらい体験があり、それがトラウマになっていることが原因だと考えられます。

トラウマの原因としては拒絶のほかにも、「見捨てられる」「はずかしめを受ける」「裏切られる」「不正に扱われる」などがあります。

「失敗したらどうしよう……」は「予期不安」が原因

トラウマのある人は、「トラウマ記憶」からくる「予期不安」にもおそわれます。過去に手痛い失敗などをして、それがトラウマになっている人では、その後の人生においても、似たような場面に遭遇したとき、失敗する自分の姿を予期してしまい、今度もうまくいかなかったらどうしようという不安やマイナスの感情におそわれるのです。この過去の失敗の記憶がトラウマ記憶と呼ばれるもので、それによって発生する不安が予期不安と呼ばれます。

たとえば、仕事で何かひどい失敗をしてしまい、それがトラウマになってしまっていたとしましょう。そういう経験があると、次に新しい仕事を任されたときに、思い切って前向きな一歩を踏み出すことがなかなかできません。このように、**トラウマの痛みは「また失敗したらどうしよう」「こんな痛い思いをしたらどうしよう」というマイナスへの考え方を心の中に養っていく**ことにつながります。

小さなことが気になり、いつまでもクヨクヨと悩んでしまう思考パターンからなかなか抜け出せない人は、自分では気づいていなくても、何らかのトラウマを抱えてしまっている可能性もあるのです。

愛情不足でも過多でも起こる愛着障害が、心のゆがみをつくる

ささいなことにもショックを受けて、いつまでもクヨクヨ悩んでしまう人の中には、かなりの割合で「愛着障害」を抱えているケースもあります。

乳幼児期に長期にわたって両親に虐待されたり、周囲から暴言や暴力を受けたことによって、愛情を深める行動（愛着行動）を絶たれると、さまざまな心の問題が引き起こされます。これを**愛着障害**といいます。愛着障害もトラウマ同様、「母親のイライラをぶつけられた」「母親に無視された」などの比較的小さなトラブルでも起こりうる、だれでもが持つ可能性のあるものです。

もっとも身近な人の愛を感じることができずに育つと、自分は他人から愛される価値のない人間だと思いこむようになり、そのような自分を受け入れることも、好きになることもできず、自分を過小に評価してつねに劣等感にさいなまれ、マイナスで物事を考えることが多くなります。

第1章でご紹介した、思考のクセを思い出してみてください。物事のよい面がみえ

なくなる「負のフィルター」、よい出来事もすべて悪い出来事に変換される「マイナス思考」、どちらも自分に自信がないことに起因することが多い思考のクセでした。

また、愛着障害は周囲の人から愛されないことだけでなく、両親にとても過保護にされたり、過剰に干渉された子どもにもみられます。

この場合、起きるのは「自己の肥大」です。両親の愛情が不足した場合と同様に、このような子どもは、親の期待を裏切らないようにみせかけの自分をつくり、本当の自分の気持ちには無頓着で、両親に対して過度に従順な態度をとるようになってしまいます。のちほど詳しく説明しますが、このみせかけの自己意識が、「自己愛性パーソナリティ」という自分中心の性格のゆがみにつながります。そして、それもまたマイナスの思考のクセを呼び起こす原因になるのです。

子どもを過干渉や、過保護で育てることは、その意味では虐待になってしまうこともあります。愛情をそそぐことなく育てる「きびしい虐待」に対して、こちらは「やさしい虐待」といわれたりします。

マイナス思考に陥りやすい、自己愛性パーソナリティって？

ゆがんだ自己愛が、自分の心を重くする

愛着障害による肥大化した自己意識によって発生する自己愛性パーソナリティも、気にしすぎたり、クヨクヨしすぎる心の動きに密接に関係しています。

パーソナリティとは日本語で「人格」です。物事のとらえ方や反応の仕方など個人の思考や行動の特性を指します。

さまざまなパーソナリティがあるのですが、中でも「自己愛性パーソナリティ」は、小さなことを気にしてクヨクヨ悩んでしまう人が持ちやすいパーソナリティのひとつともいえます。日本人には、自己愛性パーソナリティを持つ人は、比較的多くいると

思います。

自分自身を愛する本来の「自己愛」は、よりよく生きるためになくてはならない大切なもので、それ自体はいたって健全なものです。

ところが、自己愛性パーソナリティは、この自己愛とはまったく別のものです。自分を過小評価し、愛することができないからこそ出現する、心のゆがみであり、屈折した不健全ともいえるものなのです。

これは**「高いプライド、低い自信」が同居している不安定な状態**ともいえます。

このパーソナリティを持つ人の心の中には、「思い描いている自分」と、「とりえのない自分」が存在します。「思い描いている自分」は頭がよくて、何でもできる理想的な人間です。とてつもなく肥大化された姿となっています。

ところが、もうひとりの「とりえのない自分」は何をしてもうまくいかない、みじめで無価値な人間です。まわりの人たちに対して嫉妬と羨望しか持てず、他人からみくだされる存在にすぎません。

このようなとりえのない、弱い自分を守るためには、外に対して見栄を張り、自分が価値のある人間であることをみせかける必要があります。もしも、価値のある人間

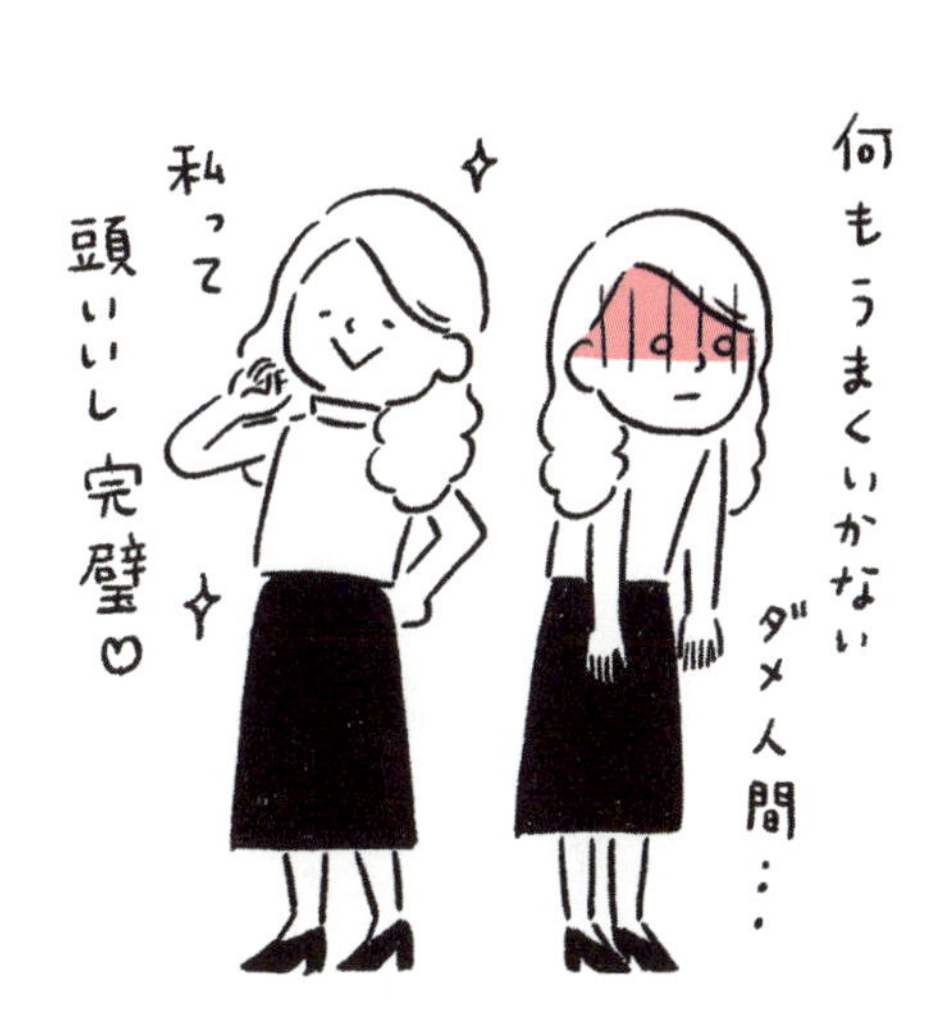

でないことを、他人に知られてしまったら最後、残るのは「とりえのない自分」しかないのですから。

こうして、自己愛性パーソナリティの人はまわりから認められることに異様なほどのこだわりを持つようになります。

認められることで「思い描いている自分」の存在を確認でき、自分が有能であるという意識を保ちつづけられるからです。

ただ、どんな人でも日常生活を送っていれば、認められないどころか批判的な言葉を投げかけられることもあるでしょう。自己愛性パーソナリティの人がそのような事態に陥ると、言われた言葉を過剰にマイナスに受けとり、ひどく落ちこむことになってしまいます。**自己愛性パーソナリティの人は、ふつうの人たちよりも承認を求める気持ちが強いぶん、他人からの批判に過度に反応してしまう**のです。

あなたのまわりにも、「そんなことで？」と言いたくなるぐらい、小さなことでひどく落ちこんでしまう人はいませんか？　そこには、右記のような自己愛性パーソナリティが関係している可能性があるのです。

こう考えると自己愛性パーソナリティは、弱い自分を守ろうとする心のもがきだとも考えられます。

自己愛性パーソナリティは、クヨクヨ思考を促進する

自己愛性パーソナリティを持っている人は、「クヨクヨ」「グルグル思考」の堂々めぐりから簡単に抜け出せなくなってしまいがちです。

さらに自己愛性パーソナリティには、他人を信用できないという特徴があります。

他人を信用するには、その人の前で自分という人間をある程度出さなければなりませ

んが、それをすれば、知られてはならない「とりえのない自分」に気づかれてしまう危険性があるからです。

他人を信じるということは、そのようなリスクを負うことにほかならず、したがって、他人を信じることなど怖くてできなくなるわけです。

他人を信じられなければ、人に相談したり、助けを求めたりすることはできません。悩みや困ったことがあっても、自分の殻の中に閉じこもるしかなく、ひとり悶々と悩みつづけることになります。

こうなると悩みや重い気持ちを発散するのが、よりむずかしくなり、その結果、悩みの堂々めぐりをひとりでずっと行わざるをえなくなってしまうのです。

気にしすぎてクヨクヨ悩みやすく、さらに、悩んでいることをどうしても他人に相談できない場合は、自己愛性パーソナリティを持っている可能性もあります。ひとりで悩みつづけても、問題が解決することは少ないはず。**問題解決のためには、自分の殻を破り、他人を信じ、他人に本音を伝えるということが大切**なのです。

クヨクヨ思考を生み出す神経の働きとは

交感神経と副交感神経のバランスが重要

物事を否定的に思いこみやすくなっているのには、ここまでお話ししたトラウマ、愛着障害のほかにも原因があります。

考えをまとめたり、身体への指令を出したりしている**脳や神経の働き方も、物事を否定的に受けとめ、それによってクヨクヨと落ちこんでしまう心の動きに深く関係している**のです。

ここでは「クヨクヨ思考」に影響を与える、脳や神経の働き方について説明していきましょう。

まず、「気にしすぎてクヨクヨする」「マイナス思考に陥ってしまう」という状態と、神経との関係から考えていきます。ここで注目したいのが、自律神経です。

自律神経には交感神経と副交感神経があります。

交感神経には適度の緊張感をもたらすことで、やる気を起こさせ、脳の働きを活発にして、集中力や好奇心を高める作用があります。いっぽう、副交感神経は神経の興奮を鎮めて、おだやかでゆったりとした気分にしてくれます。

交感神経がやる気や元気、怒りなどのスイッチを入れる作用を果たしており、副交感神経には、そのスイッチを切る役目があると考えるとわかりやすいかもしれません。どちらも大切な役割をしていて、バランスよく働くことではじめて、心身ともに良好な状態が保たれます。

交感神経の働きが高まれば、副交感神経は低くなり、交感神経の働きが低くなれば、副交感神経の作用は高まります。このふたつの神経は、シーソーのように交互に高くなったり低くなったりすることで、バランスをとっているのです。

ところが、激しく緊張したり、長期間ストレスにさらされつづけたりすると、心身ともに疲れ果てて、交感神経も副交感神経もその働きに狂いが生じて、シーソーのいっぽうだけが上がったままの状態になってしまいます。それによって、精神のバランスが失われてしまい、不安になりやすかったり、目の前の出来事を肯定的に受け入れられなくなったり、ひどいときにはうつ状態に陥ったりといった現象が起きるのです。これは、いわゆる「自律神経失調症」ともいわれている状態です。

自律神経の乱れは、心の乱れに直結する

ストレス状態が慢性的に続き、交感神経が優位な状態が継続すると、神経はつねに緊張・興奮した状態を強いられて、イライラし、不安感が増します。

イライラし、不安に心が支配されている状態……。心がこのような不安定な状態になってしまうと、目の前の出来事を肯定的に受け入れられず、ちょっとしたことで悩んだり、不安を感じたりするようになることは、容易に想像できますね。

これと同じようなことは、副交感神経が優位である状態が続く場合にもいえます。

副交感神経というと、心身ともにリラックス状態に導いてくれるいいイメージがあるようですが、副交感神経優位の状態が続きすぎることもまた、心身の状態を不安定にします。

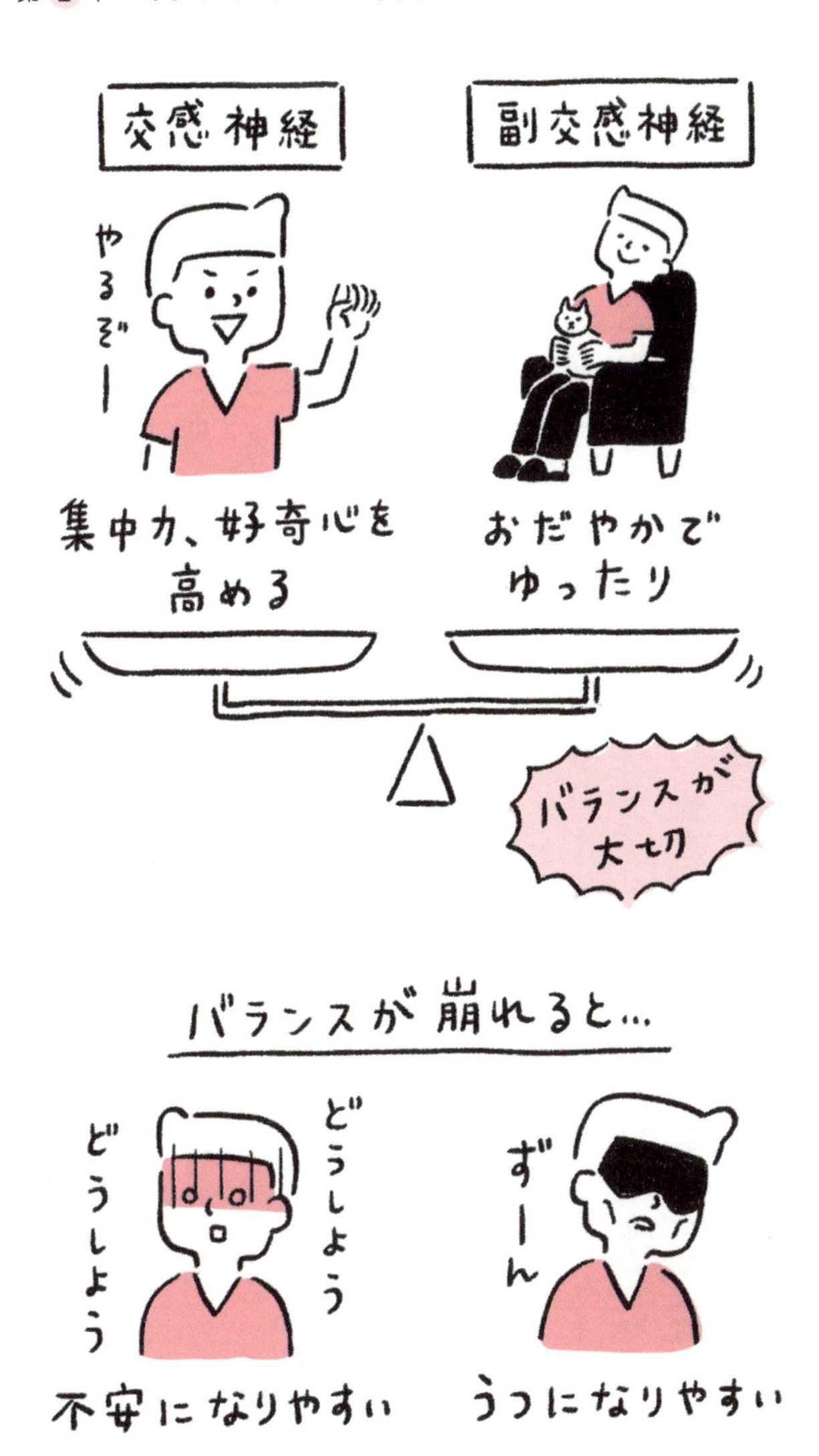
交感神経
副交感神経
やるぞー
集中力、好奇心を高める
おだやかでゆったり
バランスが大切
バランスが崩れると…
どうしよう
どうしよう
ずーん
不安になりやすい
うつになりやすい

交感神経の働きが弱くなって、副交感神経が優位になると、アレルギーが起きやすくなったり、ウイルスに過剰に反応しやすくなります。さらに緊張と興奮がきわめて低い状態が続くことになり、立つのも面倒、歩くのも面倒、考えるのも面倒になります。そのため、少し動くだけで疲れてしまったり、朝起きるのが非常に億劫になったりし、本来、生存に必要な事柄さえストレスと感じられるようになってしまうのです。何をやるにもやる気力がわいてこず、気力がどんどん減退し、ときにはそのままうつ状態に陥ることもあります。

このように「もう何もやる気がしない」という状態では、物事をよい方向に考えることもむずかしくなりますし、ちょっとしたことで傷つきやすくなってしまうのです。

交感神経と副交感神経のバランスが、保たれているのといないのとでは、ストレスに対する耐性や物事の受けとめ方、考え方も違ってきます。とくに**いやなことや落ちこむようなことが起きたわけでもないのに、何もやる気が起きない、もしくは何をしてもイライラしてしまう場合は、自律神経の乱れが、心の乱れをつくっている可能性があります。**

交感神経を微妙に調節する、第三の自律神経とは

緊張時に優位に働く交感神経、リラックスしているときに優位に働く副交感神経。このふたつの自律神経はいっぽうが活性化すると、他方が不活発になり、シーソーのように交互に活動しているということは、先ほどお伝えしましたね。

自律神経というと、交感神経と副交感神経がとりあげられがちなのですが、ふたつ以外にもうひとつの重要な神経、**第三の自律神経と呼ばれる「腹側迷走神経」というものがある**のをご存じでしょうか。

腹側迷走神経は、進化の最終段階に現れたもので、副交感神経に属し、その働きはとても洗練されています。

私たちの心臓は、運動しているときは速く動いたり、反対に眠っているときはゆっくり動いたりするように、そのときどきの状況に応じて、驚くほど臨機応変に、こまやかな調整をしながら動いています。

このような微妙で繊細な調整を可能にしているのが、腹側迷走神経の持つ「迷走神経のブレーキ」です。

このブレーキはつねに働いていて、心臓が過剰に活動するのを抑制することで、身体を守っています。

ブレーキが利かなくなれば、眠っているときや休んでいるときでも心臓がバクバクと速く動き、動悸が激しくなってしまいます。

腹側迷走神経がうまく作動すれば、交感神経と副交感神経を総動員しないでも、交感神経の微妙なバランス調節もスムーズにでき、身体も心も安定した状態を保つことができます。

逆に腹側迷走神経の働きが十分でなければ、自律神経のバランスは崩れやすくなり、身体や心の不調をまねきやすくなってしまうのです。

腹側迷走神経がコミュニケーションを円滑にする

腹側迷走神経は心臓の調整機能以外にも、興味深い働きをしています。

動物は恐怖にさらされたとき、Fight（戦う）、Flight（逃げる）、Freeze（固まる）

腹側迷走神経の働き

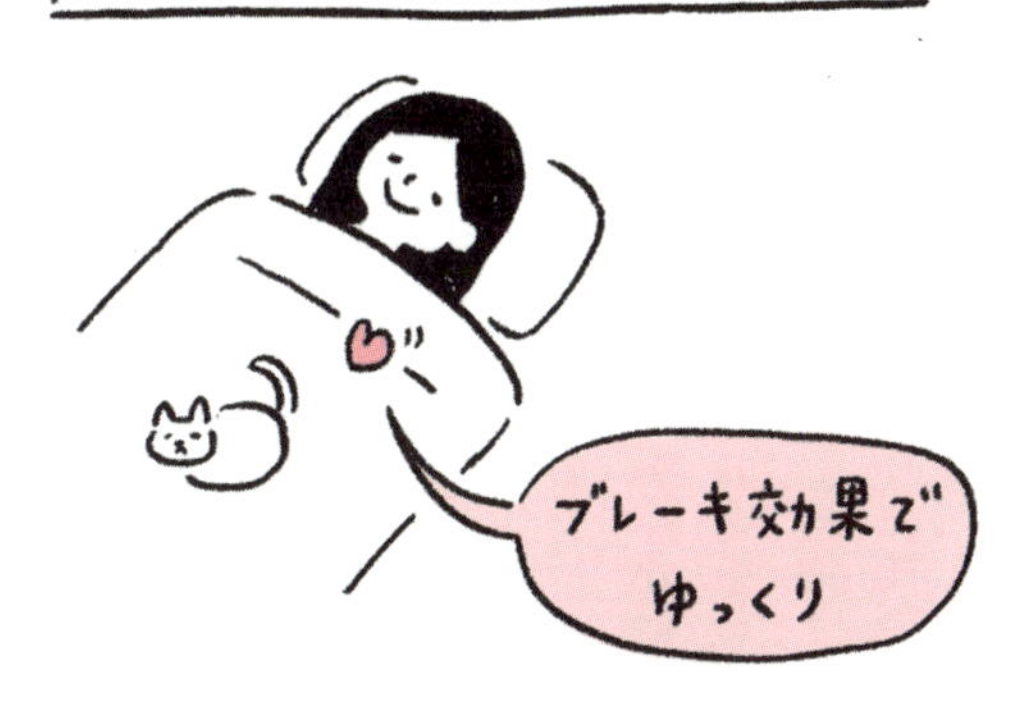

心臓の過剰な活動を抑える

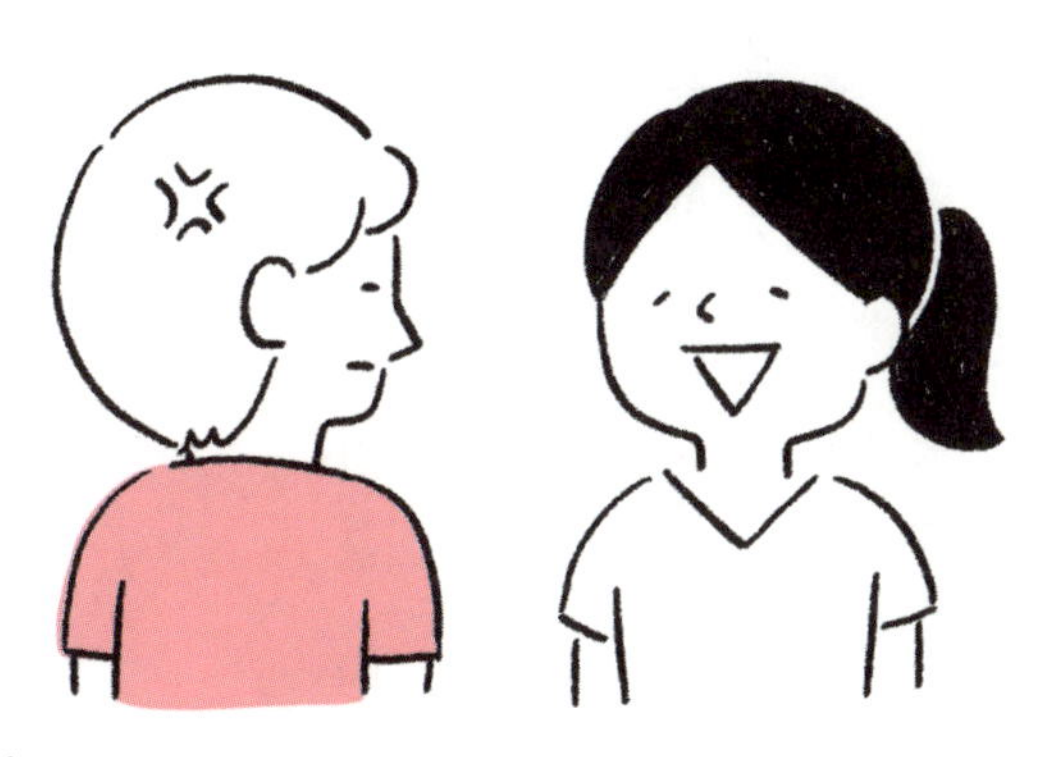

顔の表情や声のトーンをやわらげる

の3つのストレス反応を示すといわれてきました。人類はさらに、Friendly（友好を示す）という第4の反応を発達させ、それによってニコッとほほ笑んで、戦わずして敵と和解するという選択肢を加えることができるようになりました。これが、腹側迷走神経の働きなのです――。

腹側迷走神経は顔面や喉のあたりの筋肉にも伸びてきています。そして、闘争か、逃亡かといった緊迫した状況において作動し、顔面や喉の筋肉に作用して、顔の表情や声のトーンを調整し、事態が悪化するのを防ぐのです。この働きによって、自分のほうに怒りを持って近づいてきた人間に対し、ニコッと笑いかけることで相手の怒りを緩和させることができます。

腹側迷走神経が十分に働かない子どもや大人は、危機的な状態や相手と和解を必要とする場所で、笑顔などの場をなごませる表情をつくりにくいのです。

そのため、腹側迷走神経の働きが弱く、コミュニケーションがとりにくい人は、コミュニケーション重視の今の社会では、ともすれば疎外感を覚えがちになるかもしれません。疎外感を感じたり、実際にまわりの人とうまくコミュニケーションがとれなかったりすれば、世の中全体が「生きづらい場所」にみえてきてしまうことも多くなります。

その結果、自分のまわりで起きる出来事を好意的にみることがむずかしくなり、気にしすぎやクヨクヨに悩まされるようになってしまうのです。

ドーパミン神経の暴走が、制御不能な悲しい気持ちを生む

自律神経とともに、「クヨクヨ」や「気にしすぎ」を生みやすい思考づくりに大きな影響を与えているのが、ドーパミン神経とセロトニン神経です。

ドーパミン神経には「側坐核報酬システム」と「扁桃体恐怖システム」があり、報酬システムのドーパミンは、欲求や渇望、運動や学習に関わる、いわゆる「やる気ホルモン」といわれています。このシステムは脳の前側の前頭葉や、脳の中心にある大脳基底核を中心に脳を活性化させる働きがあります。

「気にしすぎてクヨクヨしてしまう心理」に関わってくるのは、脳の側面、側頭葉の恐怖システムです。

扁桃体は、不安や恐怖などのマイナスの感情を感じたときに強く活動することが知られています。

ドーパミン神経の恐怖システムが働くと、極力危険なものを避けて、生命の危機から身を守るように行動します。

このシステムは自分の身を危険から守るために必要なものですが、これが暴走したときが問題なのです。

恐怖システムは、過剰なストレスによって変調をきたします。

度重なるストレスや、長期間にわたりストレスにさらされつづけることで、このシステムが暴走し、恐怖や不安、悲しさといった感情に心が翻弄(ほんろう)されてしまい、目の前のどうということもない小さな出来事で、不安になったりクヨクヨしたりしてしまうのです。

セロトニン神経の低下とうつ

気にしすぎやクヨクヨに作用するのは、ドーパミン神経だけではありません。

ドーパミン神経に対し、その暴走を防いで、精神を安定させる作用をしているのが、

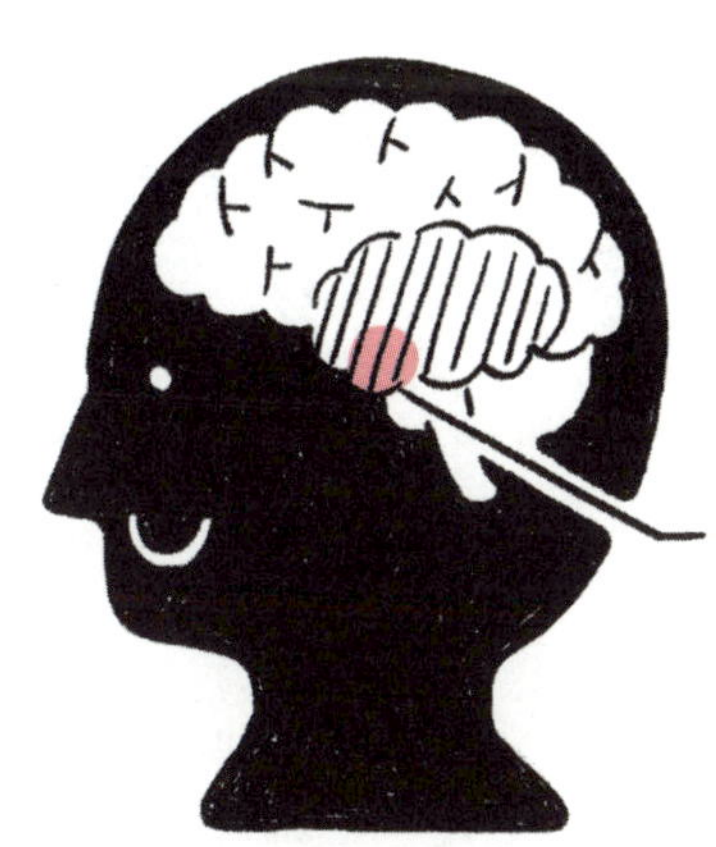
恐怖
システムは
側頭葉の
扁桃体
にある

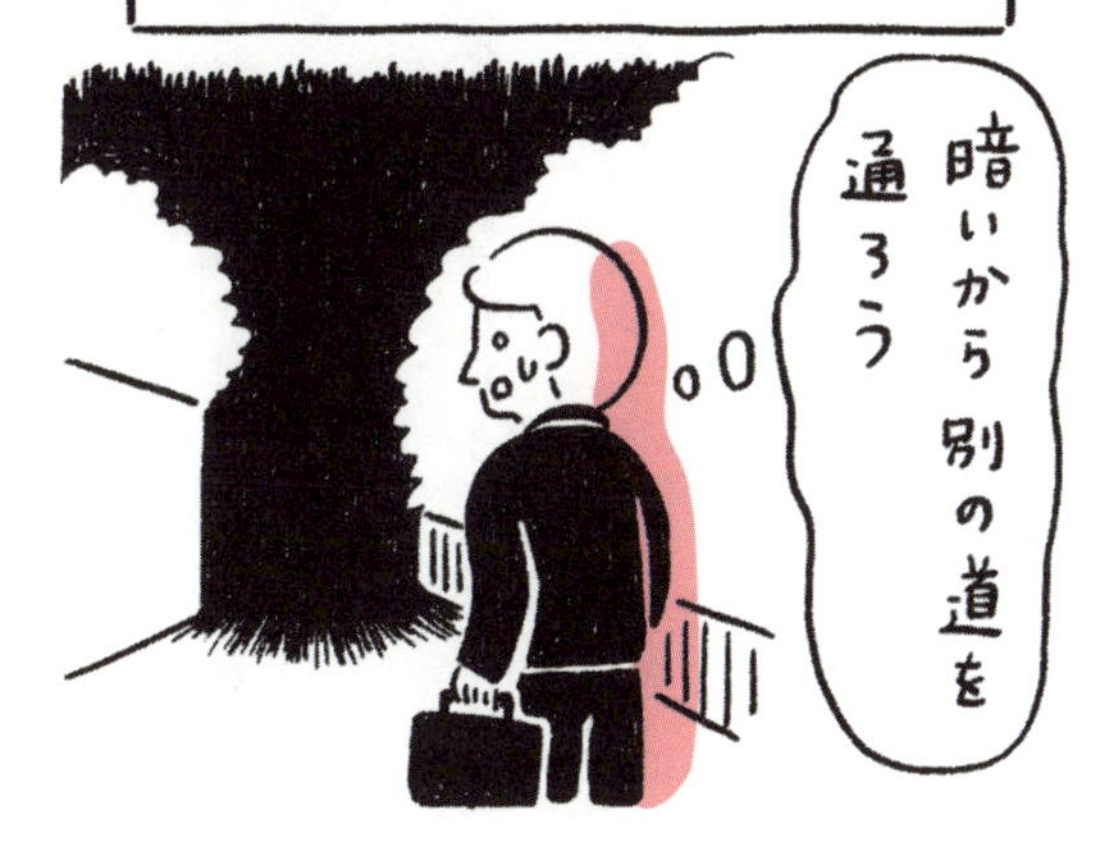
恐怖システムが働くと
危険から身を守ろうとする
暗いから別の道を通ろう

セロトニン神経です。セロトニンには脳のおだやかな覚醒状態を維持する働きがあります。そのため、覚醒状態でセロトニンがつねに分泌されていれば、落ち着きや満足感や心地よさを感じることができます。

まず、セロトニン神経が関与している脳の機能を、セロトニン研究で有名な有田秀穂先生の考えに基づいて、５つ紹介しましょう。

❶平常心を維持する

心のバランスを保ち、悲しい気持ちやストレスに振りまわされにくくします。

❷クールな覚醒をもたらす

過度に興奮したり、混乱したりすることなく、落着きを保ちながらも、物事を行う準備が整った状態のスッキリと冴えわたった意識を保つことができます。

❸交感神経の適度な興奮を促す

交感神経をおだやかに興奮させます。副交感神経優位で起きる無気力状態にもなりづらく、心地よい緊張感を持った状態で、心を安定させることができます。

❹痛みを軽減する

多少のストレスや痛みには、めげないようになります。

姿勢が悪くなり、ぐったりすることを防ぎます。

⑤よい姿勢を維持する

心のバランスを保ち、悲しい気持ちやストレスに振りまわされにくい状態をつくる。

このような働きをしてくれるセロトニン神経の活性が低下すれば、物事を肯定的にとらえることができなかったり、感情の起伏が激しくなったりして、小さなことにも心を振りまわされやすくなってしまいます。

さらに、有田先生によると**セロトニン神経には「共感脳」や、「切替脳」を活性化させるという大切な働きもある**そうです。共感脳は前頭葉にあって、他者のおかれた状況を自分のものとして感じとったり、他者のニーズをくみとったり、先を読んだりといったコミュニケーションをつかさどる働きをします。切替脳も前頭葉の一部、目の上あたりにあります。脳が感じた素直な感情をそのまま表情などで外に出してしまわないで、別のものに切り替えて出すなど、衝動の切り替えを行うセンターです。

共感脳も切替脳も、人が社会生活を行ううえで欠かせないコミュニケーションの能力を支える働きをしているわけですね。そして、セロトニンはこのふたつの脳の部位が力を発揮できるように働きかける潤滑油の役目をしているのです。

セロトニン神経の活性が低下すれば、共感脳や切替脳が一時的に機能不全を起こし、他者とのコミュニケーションがうまくいかなくなったり、衝動や不安を抑えることができなくなったりします。このように、心の平安を守ってくれるセロトニン神経の活性の低下は、クヨクヨの大本、不安やうつうつとした気持ち、物事をマイナスに決めつけてしまう心の動きを誘発する要因となっているのです。

また、ホルモンも、気にしすぎたりクヨクヨしたりする要因として挙げられます。ストレスは脳や自律神経だけでなく、ホルモン分泌にも大きなダメージを与えるのです。とくに女性ホルモンは、神経活動を助ける方向に働きます。そのため女性はストレスや生理前などで女性ホルモンの分泌が低下したときには、不安やうつうつとした気持ちが一時的に増強されるのです。女性は、この「月経前症候群」にも気をつける必要があります。

「マイナス思考」を生む脳の働きとは？

脳の使い方で心の動きも変わっていく

ここまで、自律神経の乱れ、ドーパミンやセロトニンという神経系の過剰な働きや、機能の低下があなたの心をマイナスに向かわせ、小さな出来事にクヨクヨとさせていたかもしれないということを説明してきました。

ここからは、気にしすぎてクヨクヨしてしまう心の動きと、脳との関係について、脳科学者、故・松本元先生の「脳の出力依存性原理」の考えをもとに、話を進めていきます。

松本先生は、**脳を情報を選択してとりこみ、処理してとりだすことのために分化し**

た情報処理の器官であると考えていらっしゃいました。これは何となく想像がつくでしょう。目の前に置かれたドーナツをみて、それを視覚からの情報としてとりこみ（入力）、食べる、食べない、人にあげるなどの行動を決め（処理）、それを行うよう指令を出す（出力）のが脳の働きです。

脳に入ってきた情報をどう処理するかは、その場で考え出されているように思われがちですが、実は、これまでの学習によって脳に蓄えられたデータベースの中から処理の方法は選ばれています。

脳に情報がとり入れられると、まず脳はそれに対して何かしらの行動を起こすべきか、つまり出力をすべきか否かを考えます。

そして、出力すべきと脳が決めた場合には、脳に入った情報をもとに、脳の中にあらかじめあるデータベースの中から、その情報に見合った行動や意味づけを選び出し、実行するのです。

このようにして脳から出力が起こると、脳にあるデータベースの中に「新たなデータ」が追加されます。それらの答えが増えていくことで、脳は成長するのです。

少し具体的な例で考えてみましょう。たとえば、仕事で新しいプロジェクトを行うときに、過去に自分がプロジェクトに携わった経験を思い出し、新たな戦略を考えて、プロジェクト成功に向けて行動をとります。

この考えて行動することにより、結果はどうであれ、新たな学びが起こり、経験として蓄積されるのです。

脳は情報を入れただけでは変化しません。

その情報をもとに過去の経験から最善の方法を選び出し、それを実行してはじめて変化が起こります。行動を起こした（出力した）という事実が、新たな体験となり脳に蓄積されることで、脳が成長するのです。

何事に関してもマイナスで考えがちな人は、入ってきた情報に対し、自分にとってよくない形で意味づけや認識をすることを、無意識にくりかえしてしまっています。

そのため、それに基づく行動（出力）も、マイナスに傾きがちです。

脳は、出力することではじめて新しいデータを脳の中にインプットできるので、マイナス方向の出力ばかりしていると、物事をプラスに出力する方法は、いつまでも脳の中に定着しないことになります。

物事をプラスに意味づけ、プラスの出力をすることで、マイナスの経験が少しずつプラスに変化していくのです。

あまりにも物事をマイナスにとらえてしまう、小さなことにクヨクヨしてしまうと、自分でも認識している人は、意識して脳のプラスの出力を強化することで、否定的な思考のクセから少しずつ脱却できるかもしれません。

生まれながら、「気にしすぎ体質」の人もいる

5人に1人いる、HSP気質とは

ここで、気にしすぎや、クヨクヨ思考を生み出す原因ともなる、もうひとつの脳や神経の性質について、ふれておきましょう。

それは、HSPという気質です。

気質とは性格をつくる以前の「刺激に対する反応の仕方」であり、性格は気質からつくられる各個体の行動や意欲の傾向です。気質と性格は混同されがちですが、まったく異なります。

HSPはHighly Sensitive Personの略で、つまり、「とても敏感な人」とい

う意味です。

25年ほど前に、臨床心理学者のエレイン・N・アーロン博士がアメリカで唱えた概念で、博士は、人間の遺伝的気質の特性として、「とても敏感なHSPのタイプ」と、「刺激をとても追求するHSS（High Sensation Seeking）のタイプ」があると考えました。

HSSの人たちは好奇心に満ち、やる気があって、衝動的で危険を冒すこともいといませんが、何事にもじきに退屈します。また、状況の微細なところには気がつかないし、興味もありません。

それに対して、HSPの人たちは内省的で静かな生活を好み、衝動的ではなく、危険を冒さず、こまかいことによく気がつくタイプとしています。

このようなHSP気質を持つ人は、人口に対して15～20％いるといわれています。5人に1人というのは、かなりの割合です。

HSP気質の人は五感も六感も鋭く、他人の発するエネルギーにも、音や光、食べ物（とくに化学物質の入った食品）、薬にも、脳に浮かぶイメージや夢などにも、敏感に反応することが特徴です。

このため、**ＨＳＰ気質の人は、ほかの人にとってはささいなことであっても、こまかく感じとり、気になってしまう傾向にあります。**

その結果、小さなことが気になりすぎたり、ちょっとした出来事がひっかかり思い悩んでしまうことが多くなったりするのです。

いわば、手に持っている地引き網（刺激へのセンサー）の網の目がこまかすぎるため、必要のないもの（必要のない刺激）まで拾ってしまい、荷（心）が重たくなって動けなくなってしまう状態ですね。

このように「小さなことが気になりすぎてクヨクヨする」という心の動きには、このＨＳＰという気質が大きく関係している可能性があるといえるのです。

ここまで読まれた方の中には、「もしかして、私はＨＳＰかもしれない」と、思われた方もいるかもしれません。

次のページに「ＨＳＰチェックリスト」をまとめましたので、もし、自分がＨＳＰという気質を持っているか気になった方は、チェックしてみてください。

HSPチェックリスト

次の質問に、少しでもあてはまるのなら「はい」と、
あてはまらないか、あまりあてはまらないときは「いいえ」と答えてください。

自分をとりまく環境の
微妙な変化によく気づくほうだ …………………… はい　いいえ

他人の気分に左右される ………………………… はい　いいえ

痛みにとても敏感である ………………………… はい　いいえ

忙しい日々が続くと、
ベッドや暗い部屋などプライバシーが得られ、
刺激から逃れられる場所にひきこもりたくなる ………… はい　いいえ

カフェインに敏感に反応する……………………………………… はい　いいえ

明るい光や強い匂い、ざらざらした布地、サイレンの音などに圧倒されやすい……………………… はい　いいえ

豊かな想像力を持ち、空想に耽（ふけ）りやすい……………………… はい　いいえ

騒音に悩まされやすい……………………………………… はい　いいえ

美術や音楽に深く心動かされる………………………………… はい　いいえ

とても良心的である……………………………………… はい　いいえ

すぐにびっくりする（仰天する）………………………………… はい　いいえ

短期間にたくさんのことをしなければならない時、混乱してしまう………… はい　いいえ

人が何かで不快な思いをしている時、
どうすれば快適になるかすぐに気づく
（たとえば電灯の明るさを調節したり、席を替えるなど）……　はい　いいえ

一度にたくさんのことを頼まれるのがイヤだ……　はい　いいえ

ミスをしたり、
物を忘れたりしないようにいつも気をつける……　はい　いいえ

暴力的な映画やテレビ番組は見ないようにしている……　はい　いいえ

あまりにもたくさんのことが
自分のまわりで起こっていると、不快になり神経が高ぶる……　はい　いいえ

空腹になると、集中できないとか
気分が悪くなるといった強い反応が起こる……　はい　いいえ

生活に変化があると混乱する……　はい　いいえ

デリケートな香りや味、音、音楽などを好む……………はい　いいえ

動揺するような状況を避けることを、普段の生活で最優先している……………はい　いいえ

仕事をする時、競争させられたり、観察されていると、緊張し、いつもの実力を発揮できなくなる……はい　いいえ

子供のころ、親や教師は自分のことを「敏感だ」とか「内気だ」と思っていた……………はい　いいえ

12個以上に「はい」と答えたあなたは、おそらくＨＳＰです。
ただ、たとえ「はい」が1つしかなくても、
それが非常に強い傾向にあれば、ＨＳＰである可能性があります。

『ささいなことにもすぐに「動揺」してしまうあなたへ。』エレイン・N・アーロン著　冨田香里訳（ソフトバンククリエイティブ）より作成

他人との境界があいまいなぶん、苦しみやすいＨＳＰ

多くの人は、身体のまわりに境界線を持ち、それで自分という領域をしっかり守って、他人を簡単に入りこませるようなことはしていません。

このように自分と他人の境界線をはっきりと意識し、他者に簡単に侵入されることがないときに感じられるのが、自分という感覚です。

ここでの境界線とは、自分と他人の間の堅固な壁ではなく、自分も他人も大切にするために引く柔軟性のある境界線です。プラスの感情や感覚が強いほど境界線もしっかりしてきます。

ところが、ＨＳＰ気質の人はその境界線が薄いので、相手の感情や言動、雰囲気などが自分の中に容易に入りこみ、その影響を受けてしまいやすくなります。

そのため、まわりに気持ちが沈んでいる人がいると、そのことを敏感に感じとって、自分も沈んでいきます。苦しんでいる人を前にすると、自分もその人に同化してしまい、その人の苦しみをまるで自分の苦しみであるかのように感じてしまいます。

このように、**ＨＳＰ気質を持つ人は、自分の身に起きた出来事だけでなく、他人に起きた出来事や他人のマイナスの感情までもが、入りこんできてしまうので、必然的にクヨクヨすることが多くなってしまう**ともいえるのです。

また、境界線の意識が弱いということは、自分を守る自我が弱い状態です。自我が弱ければ自分というものが持てず、自分の考えや感じ方をよしとする自信を持つことができません。

自分に自信がなくなれば、自分の判断や言動にも自信が持てなくなります。

そうなると、小さなことであっても「失敗したかもしれない」「間違ったかもしれない」と、思うようになり、気にしすぎ、クヨクヨ悩みがちになっていってしまうのです。

ＨＳＰは、内向的な性格になりやすい

ＨＳＰは、行動の活性化システムよりも抑制システムのほうが強く働きます。そのため、刺激を受けて反応しやすくても、その反応を抑制してしまいがちです。ＨＳＰの７割ほどは「内向型」だといわれているのは、この抑制の強さのためなのです。こ

うして形成された内向きの性格も、小さなことを気にして自分の中でそれをいつまでも考えつづける傾向につながりやすいのです。

HSPが主に生来の気質を指すのに対して、内向型、あるいは、その逆の外向型は後天的な「性格」を示します。

内向型は意識や興味・関心が内面へ向かい、外向型はそれが外の世界に向かうのが特徴です。『内向型を強みにする』（パンローリング）の中で、マーティ・O・レイニー氏は内向型と外向型の違いを示しています。要約すると、おおよそ次のようになります。

内向型の人たちは社交的ではなく、少数の友だちと深く、長くつきあいます。また、ひとりでいるのを好み、ほかの人たちと長い時間一緒にいると疲れてきます。雑踏や人の多い場所は苦手中の苦手です。

世間話や雑談が苦手なのも内向型の特徴。頭の中で考えをまとめてからしゃべるので、反応が遅いように思われがちです。電話をかけるときも、前もって話の内容をまとめておかないとスムーズに話すことができません。

外向型はあらゆる点で内向型とは対照的です。社交好きで、浅く広く、たくさんの友だちとつきあいます。見知らぬ人は将来の友だちといった感じです。外の世界から刺激を受け、その刺激をエネルギーにしているので、おおぜいの人でごったがえす街中も電車の中もパーティ会場も大好きです。

世間話や雑談を好み、話しながら考えるという同時進行が得意なので、話していても打てば響くような印象を与えます。

なかなか興味深い分析ですね。これをみても、明るくて、社交的で、好奇心が旺盛で、気が利いていて、反応が速いという外向型の人たちのほうが今の世の中にはウケがよくて、成功も手にしやすいだろうということ、そして、内向きで、どことなくうつむき加減にみえて、不器用にも思える内向型の人の多くが、不慣れなコミュニケーションを強いられたり、おかしな誤解を持たれたりと、社会の中で生きにくさを感じやすいであろうことは、容易に想像がつきます。

もちろん、内向型であること自体が、クヨクヨの原因であるわけではありません。

そのことで感じる「自分の中の生きづらさ」や「変わり者としての他人からの扱い」が、自己評価の低下や疎外感、劣等感という負の感情につながり、世の中をマイナスのバイアスでみることが多くなってしまうことで、少しのことで傷ついたり、小さなことを気にしすぎたりする、クヨクヨ思考に陥りやすくなってしまうのです。

トラウマ・愛着障害と、HSPには深い関係がある

実はHSP気質は、後天的に発生する場合もあります。その際に深く関与してくるのが、先ほどもお話しした愛着障害です。

親の愛情が不足した状態（愛着障害）で育つと、自分は他人から愛される価値のない人間だと思いこみ、「どうせ私なんて……」と自己を過小に評価し、卑下して、自我や自尊心を育てることができなくなります。

自分の核となるものを持てなくなり、これによって他者との境界線もあいまいになっていってしまいます。

また、トラウマはHSP気質を増強させるのに大きく関与します。

ＨＳＰ気質の子どもが乳幼児期に慢性のストレス状態にさらされ、親の顔色をうかがって育つと、何事に対しても「他人軸」で考えるようになってしまいます。

これによって、自分の心の動きよりも他者の考えやまわりの状況を優先するようになったり、周囲の情報にも過敏に反応するようになったりして、ＨＳＰ気質を増強させると考えられます。

さらに、ＨＳＰ気質を持つ子どもは、その敏感さと行動抑制システムの強さのためにトラウマを抱えやすいという事実もあります。

もともと繊細で敏感に生まれついた子どもは、ちょっとしたことにも傷つきやすいのです。

そのような子どもが、親に十分に愛されなかったり、虐待を受けたりして育つと、大きなトラウマが心の中につくられ、そのことによって、ますます敏感に、より傷つきやすい人間になると考えられています。

HSP気質に振りまわされないために

生まれ持った気質も、自分次第で変えられる

ここまで読んでくださった方の中には、

「自分はHSP気質かもしれない……。ただ、HSPは遺伝的な気質の場合が多いから、自分はこの〝気にしすぎ〟を一生なおせないのではないか」

と、思っている方もいるのではないでしょうか。

ところが、生まれ持ったその遺伝子の状態が、その後の外的な環境などによって変化することがわかってきています。その根拠となるのが**「エピジェネティクス」**です。

「ジェネティクス」とは「遺伝学」。「エピ」は「上」とか「後から」とか「超えた」といっ

た意味です。エピジェネティクスは、遺伝子のDNA塩基配列の変化によらない後天的な遺伝子の発現調整の研究のことです。

私たちの遺伝子は2万5千個ほどありますが、どの遺伝子がいつ、どこで、どう発現するかは、遺伝子の上流域にある「プロモーター」の働きにより決まります。そのプロモーターを作動させるのは、細胞外からくる刺激なのです。

つまり、**遺伝には、遺伝子そのものが主体となった遺伝だけでなく、遺伝子を発現させるプロモーターのスイッチが入るか入らないかで決まる遺伝がある**のです。

わかりやすいのが、一卵性双生児の例でしょう。彼らはまったく同じ遺伝子を持って生まれてきますが、別れて暮らすうちに顔などの外見は似ていても、行動パターンや性格などが違っていきます。

生まれ持った遺伝子は同じでも、生活環境の中で、それらの遺伝子のうちのどこにスイッチが入ったか、あるいは、入らなかったかによって発現が変わるわけなのです。

たとえば、老化をコントロールしているのが、長寿遺伝子で、すべての人が持っています。何世代にもわたって、たくさん食べる習慣があった家系の人たちの、こんな話があります。彼らは世代が進むにつれてだんだん短命になっていったそうです。とところが、ある世代の人間が、長生きしたいからと、食生活を変えて食事の量を減らしたところ、その人は長生きすることができました。しかも、その人の子どもたちをはじめ、次の世代の子どもたちもみんな、意識して食生活を変えなくても、長生きするようになったというのです。

家系的には短命なはずなのに、生活を意識的に変えた人がいたおかげで、長寿遺伝子にスイッチを入れることができた。それによって、長寿遺伝子の発現も次世代に伝わっていったというわけです。

ガンの家系にしても同じです。ある世代の人が生活習慣を変えれば、ガンに対抗する遺伝子のスイッチが入って、そのことが次の代にも伝わると考えられます。

つまり、環境や生活が変わることで、ある遺伝子のスイッチが入る、そして、そのスイッチの入るという性質がのちの世代に伝わるというわけです。

ＨＳＰは生まれ持った遺伝的な気質ですが、トラウマや愛着障害といった要因によって、敏感さが増強されることもあれば、逆に安全・安心な環境で能動的に生活することで、敏感さが減弱することも十分ありえるのです。**遺伝子も、そして、敏感で内向的な性質も、生活環境や生活の仕方で変えることはできる**のです。

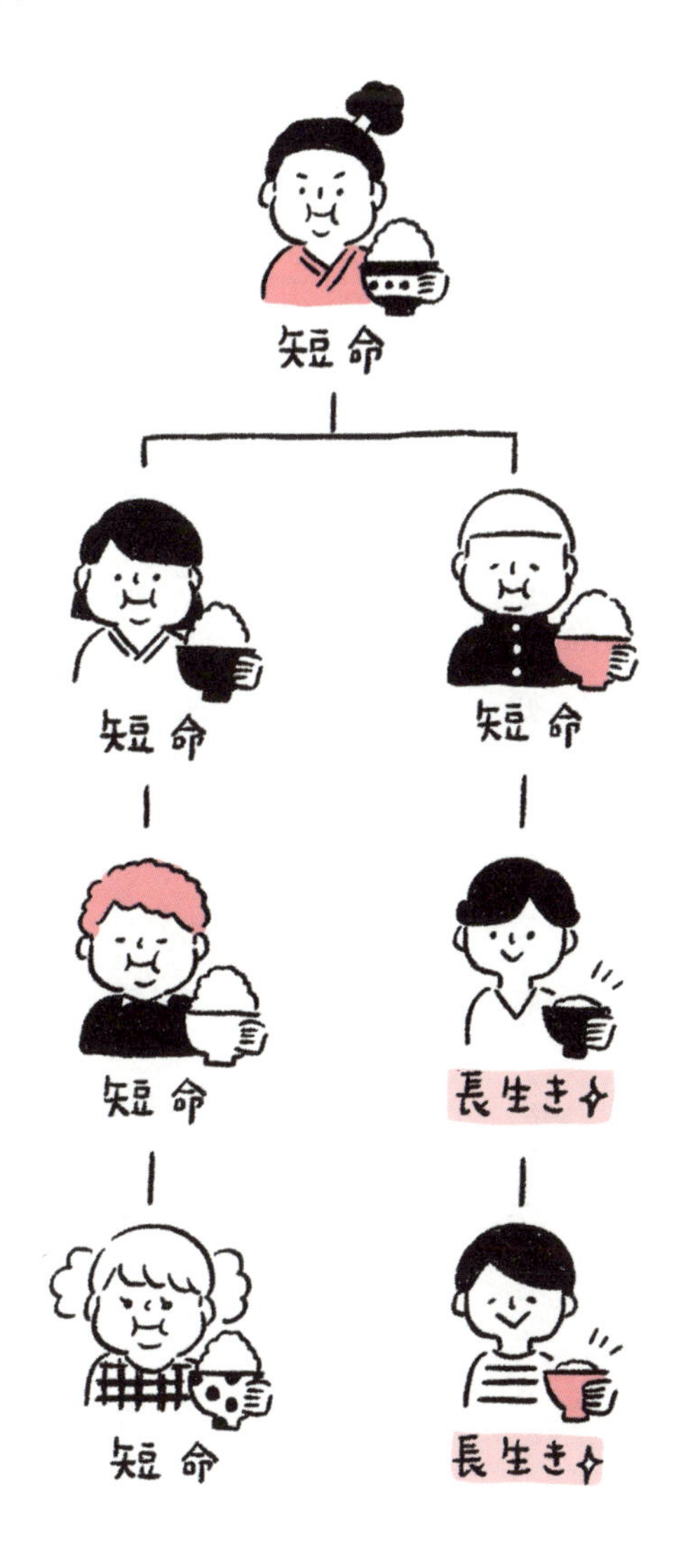
短命
短命
短命
短命
長生き
短命
長生き

HSP気質は必ずなおすべき気質なのか

小さなことを気にしすぎてしまい、まわりへの共感性が高い。そのため、周囲の人や物に影響されペースを乱されることが多いHSP気質は、当人にとっては、とてもわずらわしく感じられるかもしれません。

ただ、この気質がなぜ長い進化の中で淘汰(とうた)されず残されたかを考えるとき、過度に敏感なこのHSP気質にも、意味があるのではないかと思えてくるのです。

たとえば、敏感な人は危険なものや自分にとって心地よくないものを、即座に感じとることができます。

危険なもの、有害なものを早く察知し、知らせてくれる人がいるからこそ、私たちは危機的な状況から逃れたり、危険な出来事を回避することができます。少し大げさかもしれませんが、**HSP気質がなければ、危機的な状況に早く気づくことができず、人類は滅亡してしまった可能性だってある**かもしれません。

また、共感性の低い人と話をするより、共感性の高い人に話を聞いてもらうほうが、話をする人間は心地いいはずです。ＨＳＰ気質の人はその共感性の高さで、会話をする相手の心をなごませたり、深く思いやることもできるのです。

このように考えると、ＨＳＰ気質を無理に矯正する必要もないと考えられないでしょうか。

ただ、生きていく中で、ＨＳＰ気質に振りまわされ、疲れてしまうときもあるでしょう。そういったときに、敏感な気質も、内向的な性格も、遺伝子さえも、自分次第で変えられるという考えが頭の片隅にあれば、それが自分の救いや力になってくれるはずです。

この後の章では、気にしすぎる自分、クヨクヨしすぎる自分とのつきあい方や、小さなことに敏感な自分の生かし方をお伝えしていきます。

クヨクヨしてしまう自分の対処法や生かし方がわかれば、あなたの毎日はもっと楽しくなるはずです。

第3章

気にしすぎてしまう人に大切にしてほしいこと

マイナス思考を否定するだけでは救われない

負の感情に振りまわされないために

気にしすぎて、クヨクヨ悩んでしまうのは、なぜなのか——。その最大の原因は、マイナスの思考のクセでした。何事も否定的、悲観的にとらえてしまうために、小さなことも気になり、ちょっとしたことでいつまでもクヨクヨと悩んでしまうわけです。

このような思考のクセは、やめようと思って簡単にやめることができないものなのです。第1章、第2章でもお伝えしてきたとおり、マイナス思考のクセや、否定的なパワーは、HSP気質、トラウマ、愛着障害、自律神経やホルモン分泌の乱れなど、さまざまな原因がからみあって生まれているものですし、マイナスの感情のほうが、プラスの感情よりも脳に強い影響があるからです。

だからといって、マイナスの感情に振りまわされつづけるのでは、心が折れてしまいます。

では、どうしたらいいのか。この章ではクヨクヨ思考になりがちな人が、どういう心構えや対処法を持っていると楽なのか、もっと人生をうまく歩いていけるのか――。私が臨床やカウンセリングの現場で体験したことをもとに、伝えていきたいと思います。

ポジティブ思考も、心を縛る鎖になる

これまで、「気にしすぎはマイナス思考が原因」という話を何度もしてきたので、これからはポジティブ思考になるように努力して、気にしすぎやクヨクヨの原因、マイナス思考のクセから抜け出そうと思われた方もいらっしゃるかもしれません。

ポジティブに物事をとらえること自体は、もちろんよいことです。

それが自然に実行できる人であれば、その考え方をできるだけ大事にしてほしいと思います。

ただ、**無理やりポジティブな思考を持とうとすることや、マイナスの感情を無理に打ち消そうとすることは、実は心にとってよくない状態をまねく恐れもある**ので注意が必要です。

とにかくいつでもポジティブ思考でいなければ、と考え、「どんなことでも、何があっても、明るく受けとめるべき」という考えを持つことは、ポジティブ思考という鎖で自分の心を縛ることにつながります。

第1章でもお話ししたとおり、クヨクヨしたり、小さなことを気にしすぎてしまったりするのは、あなただけのせいではありません。

あなたの心が暗くなってしまうのには、それ相応の「きっかけ」があります。予期できないような仕事のミスや、上司からの理不尽な怒りなど、あなた自身には非がないような出来事が、あなたの心を苦しめることもあるでしょう。

そのような状況の中で目標や目的を持たず、さらにはその実現のための手段や行動もなしで、「どんなことがあっても、ポジティブな面だけみなければいけないんだ」と思うことは、逆に自分の心を縛り、やる気を失わせ、行動できなくさせてしまいます。

第1章でお話しした思考のクセの中で、「べき思考」というものがあったのを覚えていらっしゃるでしょうか。

べき思考は、「〇〇べき」という考えを強く持つことで、それができていない今現在の自分に対して、罪の意識や自責の念を持つようになり、自分に起きる物事をマイナスにとらえやすくなってしまう思考パターンでした。

もともと物事を明るく考え実行できる人であればいいのですが、そうではない人が「明るく生きるべき」「プラスに受けとめるべき」と自分にプレッシャーをかけ、客観的に考えても到底できそうにないことまでもプラスでとらえようと無理をしても、もちろんうまくいくはずがありません。

すると、**「ポジティブに考えているのに、うまくいかない」と、新たなマイナスやクヨクヨのもとを生み出すことにもつながってしまう**のです。

こう考えると、マイナス思考をやめるために、プラス思考になろうと単純に考えるだけでは、心にとっては余計な負担になることがわかっていただけると思います。

受け入れることからすべてが始まる

自分を受け入れると、人生はうまくいく

単純にマイナス思考をやめようと意識するだけでは、心にとって負担になる。

それでは、どうすればいいのか——。

私は、「受け入れること」が大切だと思っています。ここで受け入れるのは、他人ではありません。自分自身です。

悪いところも、いいところも、判断や抵抗せず今の自分をありのままに受け入れる。

そうすることで、自分をダメ人間と断定的にとらえる、ゆがんだ思考のクセから抜け出すことができます。

簡単に言ってしまいましたが、これを実践するのはむずかしいものです。

気にしすぎでない人であっても、できている人はとても少ないでしょう。とくに気にしすぎてしまう人たちは、これが大の苦手だったりします。中には、今まで一度も自分を受け入れたことがない人もいるかもしれません。だからこそ、自分を受け入れられたときには、今までに感じたことがないような気持ちや考え方を手にすることができるはずです。受け入れることなしに、どのような変化も起こりません。

ただ、「受け入れろ」と言われても、いまひとつ何をすればいいのか想像しにくいなぁと思った方もいらっしゃるかもしれません。

受け入れるとは、いったいどういうことでしょうか。

それは**「気づき、認め、許すこと」**です。

自分を受け入れるため、つまり、隠してきた感情に目を向け、気づき、認め、許していくためには、ふたつの視点が必要です。ひとつは、自分という人間を対象化してみる客観視の視点。もうひとつは、自分の心の中を深くのぞきこむ内省の視点です。

このふたつの視点を軸に、受け入れるということ、それによって起こることを順序立ててお話ししていきましょう。

自分という人間を客観的にみてみよう

他人の目を持つと、世界が変わる

自分のことを客観的にみることができるようになると、これまでマイナスのフィルターにかかっていてみることができていなかった、自分の新たな姿に気づくことができます。

ただ、自分のことを客観的にみるというのは、言うのは簡単ですが、実際にはむずかしいものです。

人は自分のことは、どうしても主観的に考えてしまうからです。

客観視で意識すべきことは、３つ。ひとつは、自分を第三者的な立場や視点でみること。ふたつめは、自分と関わる人の立場やその人の視点を使って自分をみること、3つめは、俯瞰で考えることです。具体的なやり方をお話ししましょう。

まず、ひとつめから。**判断や感情抜きで自分を対象化できる人になったつもりで、自分のことを振り返ってみる時間を一日のうちで少しだけ持ってみてください。**

そうすると、いつも当たり前にやっていたことが、実はすごいことであると気づける可能性もあります。

「毎日、絶対遅刻しないように、朝早く起きているな」

「どんなときでも、挨拶だけはしっかりやっているんだな」

など、これまでみつけられなかった自分がみえてきたりします。

つぎはふたつめ。**自分と関わる人の視点を使って自分をみてみましょう。**とくに親との関係を知ることは、自分を客観視するうえでとても重要です。自分自身を「ダメな人間だ」と過小評価するようになるのは、多くの場合、幼い頃から親に言われつづけてきた言葉や、親の考え方が大きく影響しています。

親は幼い子どもにとって、もっとも身近な存在です。その親から、たとえば「おまえは弱虫だねえ」と、ことあるごとに言われつづけていたとしたら、子どもがいつしか「自分は弱虫なんだ」と思いこむようになってもふしぎはありません。

まず自分のことを自分で振り返って書き出してみましょう。親が自分をどのように受けとめていたか、自分はどのような影響を受けたかを思い出しながら、できるだけ客観的に書いていきます。書き出すことで、親の言葉によって植えつけられた自分の思い込みがわかり、その背後にある本当の自分に気づけます。

また、自分のまわりにいる苦手な人物や嫌いな人物を思い浮かべることも、自分自身に気づく材料を与えてくれる可能性があります。相手のいやな点を、実は自分自身も持っていることがあるからです。自分はそのいやな点から目をそむけ、なかったことにしているのに、相手は堂々と表に出している。それをみせつけられると、そこにマイナスの自分自身をみて不快感を覚えるのです。そこに隠してきた自分の姿がひそんでいる可能性があります。

「そうなんだ」と言うだけで、自然体で生きられる

高いところから自分を俯瞰してみるのも、客観視には有効です。**自分の思いあた**

私、どんな
行動してた
かな？
いつも
挨拶して
くれるよー

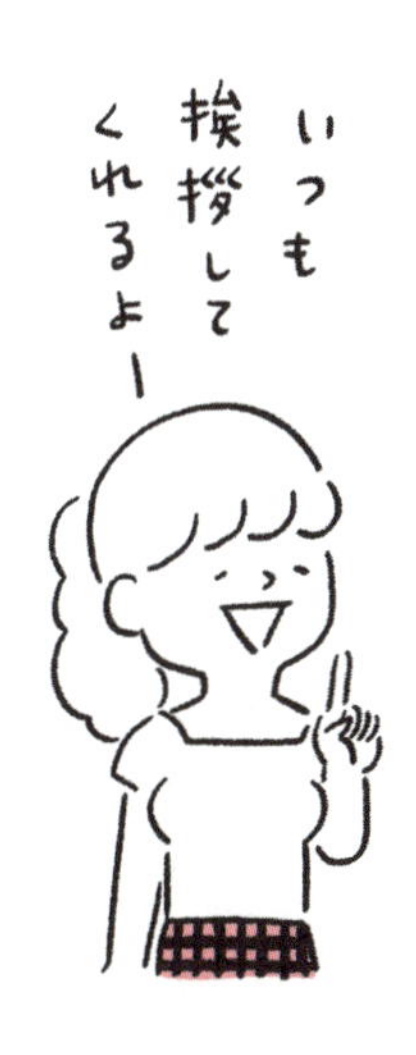

る特徴やその日の行動を、評価や判断をせずにざっと書き出してみるのもいいかもしれません。やったことをいちいち思い出すことができなければ、**信頼できる身近な人に自分の言動について聞いてみてもいい**でしょう。

ただ、そのときにどう思ったかなどの相手の気持ちは話してもらわないこと。あくまで、何をしていたか、人とどんなふうに接していたか、どんなことを言うことが多いかなど、人的評価でなく事実のみを冷静に教えてもらいましょう。

すると、

「みんながやらないゴミ捨てをやっていた、

こまかいことによく気がつく」

「いつも、礼儀正しく挨拶している」

など、自分では気づかない自分の姿を教えてもらえるかもしれません。

こういう姿を教えてもらえたら、しめたものです。

「私はドジで、間抜けで、いいところがないと思っていたけれど、気配りは得意なんだ」

「しっかり挨拶できているんだ」

など、これまで短所ばかりだと思っていた自分の中にも自分なりのとりえがあるということがわかり、自分のいいところがちゃんと視界に入ってくるようになります。

コップにこれだけしか残っていない、と不満だったのが、視点を変えるだけで、これだけ入っている、とポジティブにとらえられるのと同じですね。


このようにして自分が知らない自分の姿に気がつくことができたら、それをきちんと認めること。

「そうなんだ、できているんだ」と、心の中でしっかり新しい自分を受けとめてください。

もちろん、客観視することで知りたくなかったマイナスの部分を知ることもあると思います。いやな気持ちもするでしょうが、それもしっかり受けとめ、それでもいいと許すこと。

きっとそのときには、いやなところもあるけれど、いいところもあるという自分の姿に気がついていますから、そんな自分もきちんと受けとめられると思います。

このように**自分の姿を客観視する習慣が身につくと、クヨクヨや気にしすぎの原因、マイナスに考えるクセから、自分を解放することができます。**

マイナスの思考のクセの中には、ちょっとしたことでも大げさに考え、自分はダメ人間だと勝手に決めつける特徴がありましたね。

客観的な視点を持ち、自分には悪いところもあるけれどよいところもあるんだなと、ニュートラルに自分という人間をみることで、そういった決めつけから自由になることができるのです。

自分を客観視し、等身大の自分がわかるようになれば、他人に見栄や虚勢を張って、自分をことさら大きくみせる必要もなくなります。他人が自分をどのようにみて、どのように評価しているかといったことを気にすることもなくなるのです。なぜなら、自分自身の目で自分のいい点も悪い点も認めて許しているという自覚の心を持つことができるからです。

他人の評価に一喜一憂することはなくなり、ありのままの自分でいられることに不安を感じないようになれば、そのぶんのストレスはなくなります。

自分を客観視することは、自然体で生きられることの心地よさを満喫できることにもつながっていくのです。

外ではなく、内をみる

自分の内に「答え」がある

客観的に物事をみることと同時に、自分を受け入れるために不可欠なのが、心の「内」をみつめることです。

気にしすぎてしまう方は、自分以外の他者の考えや他者の視線など自分の「外」にあるものに目がいきがちですが、**自分が今何を思っているか、自分の感情の波はどうなっているのか、というふうに内に視点を向ける意識を持ったほうがよい**でしょう。

ただ、このときも心の内の一部、マイナスな部分だけをみつめるのはよくありません。自分の心の内をニュートラルな視点でみるようにしてください。

これを行うことで、クヨクヨ思考の原因であるマイナスの感情を心に溜めないようにできるのです。

複雑な人間関係や多忙な日々の中で、私たちは怒りや口惜しさなど、さまざまなマイナス感情にさらされています。

その場で怒りや悲しみを発散できればよいのですが、たいていの場合、それをすぐ発散することはできません。とくに、気にしやすい人は他人の目を気にしてとりつくろうことも多いので、なおさらかもしれません。

放置したり、目をそむけられた怒りや悲しみ、マイナスの感情は、心の奥底にチリのように溜まっていきます。その発散できない負の感情が、クヨクヨの原因になるゆがんだ思考パターンを育てたり、トラウマ記憶となっていってしまうのです。

ただ、**自分の心の動きに気づき、それを認めれば、つまり自分の心を受け入れれば、無視された負の感情が心の中に溜まっていくことも、トラウマ記憶をつくることもありません。**

「私は今、こんなことに怒っている」

「上司に理不尽なことを言われて、すごく悲しい気持ちになっている」

このように、事実や感情によしあしをつけずに、ただ、心の中で言葉にして受け入れるだけでいいのです。

このとき、先ほどお伝えした客観的な視点を使うことも大事です。

それによって、それらのマイナス感情はその日のうちに消化されます。


未完了のストレス反応を無視せず、それを溜めないこと。そのためにも怒りや悲しみといったマイナスの感情を毎日、認めて許すこと。これが大切です。

そうすれば、将来、未完了のストレス反応が溜まって、トラウマ記憶をつくり、マイナス思考に走ることも防げます。

トラウマも愛着障害も消す、受け入れる力

心に残ったマイナスの感情を消していくには

自分を受け入れることのもたらす効果は、マイナスで考える思考のクセからの脱却にとどまりません。**自分を受け入れ、許すことで、過去に抱いたトラウマの問題や愛着障害の問題までも、少しずつですが解消していくことができる**のです。

トラウマとは「未完了のストレス反応」でした。幼い頃に理不尽な扱いを受けて、そのことへのストレス反応が完了していない。そのために怒りが未消化で未完了のまま、心に傷として残ってしまったものが、トラウマでしたね。

思考にゆがみが生じてしまったのは、このようなトラウマや、愛着障害が原因であることも多いと第2章でお話ししました。

マイナス思考で考えるクセの原因ともなっている、トラウマ記憶。これをやわらげたり、消したりすることにも、自分を受け入れ、許すことが有効です。これはトラウマの治療にも実際に使われている考え方です。

ご自身で「私はこの体験が、トラウマになっている」とわかっている方は、いやだとは思いますが、その体験をもう一度、思い出してみましょう。

ここで注意してほしいのが、そのつらい体験に今の自分が飲みこまれすぎないようにすることです。過去のトラウマに向きあうと、「フラッシュバック」が起きてしまう可能性があります。フラッシュバックとは、過去のつらい記憶が、鮮明に生々しく思い出され、パニック状態に陥ってしまう現象のことです。

そこで私は、過去のつらい体験を思い出すときには、一人称（私）ではなく二人称（あなた）を使って、自分のつらい体験を客観的にみることをおすすめしています。

そうすることで、その体験に自分が「飲みこまれてしまう」ことを防ぐのです。

たとえば、自分のトラウマは小さな頃、母親に愛してもらえなかったことだと気がついたとしましょう。

「私はお母さんに愛されなかった、すごく苦しかった」

一人称で思い出すと、今の自分までも愛されていないような、苦しくてどうしようもない感情がわいてきます。この苦しい気持ちに気づくこと、認めること、出すことは大事なのですが、それに飲みこまれてしまうのは危険です。ですからこういう場合は、自分を対象化し、二人称を使って自分の気持ちをみるのです。

「あなた（自分のこと）は、あのとき、お母さんにああ言われて悲しかったんだ」

「あなたは、もっとお母さんに大事にしてほしかったんだ」

と、自分が感じていた気持ちを心の中で言葉にして認めましょう。

気持ちを認めると、怒りや悲しみなど、そのときに消化できなかった気持ちが静かにわき上がってくると思います。

そうしたら、その気持ちを十分に味わったうえで、感情を出してみましょう。

「くそ！」「ちきしょう！」と叫んでみるのもいいでしょうし、悲しみに任せて泣いてみるのもいいかもしれません。そうやって、抑えこんだ感情や本音を十分に表に出してスッキリとできたら、トラウマから少し距離を置くことができるようになるはずです。

気持ちがスッキリして頭が冷静になると、昔は気づけなかったことにも気づけるかもしれません。

「あの人、あんな憎らしいことを言っていたけど、それなりの理由があったな」とか、「お母さんも、本当は弱い人間なのかもしれない」とか、これまでみえなかった相手の姿に気づくことができれば、大成功です。

自分の心に敏感になれば、トラウマにも気づける

自分のトラウマが何かわかっていればいいのですが、それがわかっている人は少ないでしょう。トラウマがわからない場合であっても、心の内をみつめ自分を受け入れる過程で、トラウマを発見できることがあります。

「この行動をしたとき、私はこう思っていた」「簡単なことなのに、この作業をするときに私は気が重くなっている」など、自分がどんなときに何を思っているかを認められるようになれば、特定の行動に理由のない不安感や恐怖感を覚えている自分に気

づくことができます。

それが、自分自身でも気づかない潜在意識にあるトラウマのヒントとなるのです。

そういえば、いつも「それも知らないの？」と言われることに、強い恐怖を感じるな……とか、ほかの音は気にならないのに時計の音はすごく気になるな……など、自分の内に、ずっと目をそむけてきた存在がいることに気づくことができれば、それを手がかりに過去にさかのぼり、トラウマとなった体験と出合うことができます。

トラウマをみつけることができたら、先ほどお話ししたトラウマをやわらげるための考え方を使って、それを認め、受け入れ、許しましょう。

自分の中の「小さな子ども」と向きあって

同じようにして**愛着障害も、自分を受け入れることでやわらげたり、解決することができます。**

ここで、キーワードとなってくるのが、**インナーチャイルド**です。

インナーチャイルドとは「内なる子ども」。心の奥底に閉じこめられた幼児期のマイナスの記憶や感情を指します。幼児期のつらい体験によって生まれた不安や執着、怒りや悲しみといった感情で、多くは潜在意識の中にあって、本人もその存在に気づいていません。

大人になっても、インナーチャイルドが居座りつづけていることも珍しくなく、さまざまな形でその人の感じ方や物のとらえ方、価値観などをゆがめ、不健全なものに変えてしまいます。

愛着障害のある方は、このインナーチャイルドを心の内に抱えていることが多々あるのです。心の奥深くにいることが多いインナーチャイルドに出会うのには時間がかかりますが、それでも、根気よく心の中にいるインナーチャイルドに話しかけてみてください。話しかける言葉は「ありがとう」「ごめんなさい」「許してください」「愛しています」の４つです。これはハワイで生まれた「ホ・オポノポノ」という心のクリーニング法の考えに基づいています。「ホ・オポノポノ」については、追って第４章で詳しくお話しします。

心の内にいるインナーチャイルドに話しかけつづけると、ふとした瞬間にその子に出会うことができます。その子に出会えたら、その子がどんなことを思っているのか、どんな気持ちを抱えているのか、感じてみてください。

その子の気持ちが伝わってきたら、

「ああ、（あなたは）お母さんの愛情をひとりじめしている妹を呪っているんだね」

「ああ、お母さんに愛されたいと、思っているんだね」

「妹が死んじゃえばいいと、思っているんだ、そうなんだ」

と、その気持ちを認めてあげること。

インナーチャイルドに向きあうときも、目をそむけず、しっかりとその子の気持ちを感じるのは大切ですが、その子に感情移入しすぎるのはよくないことです。

そうだったんだね、と二人称で受け入れてください。それができたら、最後に、「ありがとう、みせてくれて」と声をかけて、終わりです。

自分の心の内をみつめることで、ずっと心の奥底に閉じこめていたインナーチャイルドの存在に気づく。そして、自分のかわりにつらい気持ちを抱えていてくれたその子に「ありがとう」と声をかける。こうすることでマイナスの感情の大本をやわらげることができるのです。

すぐに愛着障害から抜け出すことはできないかもしれませんが、確実に以前よりも心に溜まったマイナスの感情はなくなっていくはずです。

自己愛性パーソナリティと受け入れること

このようにありのままの自分を客観的に認め、トラウマやインナーチャイルドを受け入れることができると、自己愛性パーソナリティが改善することもあります。

自己愛性パーソナリティの人たちの特徴として「高いプライド、低い自信」というものがありました。これは自分の姿がよくみえていない状態だともいえるのです。

トラウマやインナーチャイルドを認め、ありのままの自分の姿を受け入れる。そうすることで、「とりえのない弱い自分」は等身大のサイズまで大きくなり、「肥大化した強い自分」は小さくなっていきます。

つまり、**等身大の自分というものが現れることで、二極化した心の中のふたつの自分、自己愛性パーソナリティをつくっていた自分が、少しずつ、ありのままの姿までもどっていく**のです。

気づいて受け入れて許すことは、自己愛性パーソナリティ改善のためにも必要不可欠な一歩なのです。

受け入れる力が、心をもっと自由にする

気づくだけで、心のもつれがほどけていく

もちろん、トラウマやインナーチャイルドに気づいたからといって、マイナスの感情をすんなり受け入れることなど、できない場合もあるかもしれません。

負の感情を心の奥底のその部屋にもう一度、閉じこめてカギをかけ、何事もなかったかのように生きていこうと思うことも多いでしょう。でも、いったん心に残ったものは、永遠に消えることはなく、ふとした瞬間に騒ぎ出し、心がざわざわと音をたてるはずです。

私の心理療法の師匠は、

「すぐに受け入れられなくても、その存在に気づき、それをしっかり味わうことが大切です」

と言います。まず、負の感情に気づくことが大切。それを、なんとか解決しなくても、それを味わっただけでも、心のもつれがほどけていく、と。

心のざわめきを消すためには、自分の中のマイナスの感情を認めて、それを受け入れ、許していけばいいのですが、それにはとても長い時間を要します。

最初は気づくことから。それができただけでも自分をほめてください。無理せず、あせらず、休まず、あきらめず、少しずつ気づいた自分を認め、受け入れ、許していきましょう。

自分を受け入れれば、他人も受け入れられる

マイナス一辺倒の思考から脱却できる、自分の中にマイナスの感情を溜めることを防げる、心の奥底にあるトラウマやインナーチャイルドに気づくことができる……。

ありのままの自分を受け入れることで得られる変化は、これ以外にもあります。

自分を受け入れられるようになれば、まわりの人のことも受け入れられるようになるのです。

マイナス思考で考えてしまう人や主観や直感の強い人は、これまで何事も過剰な決めつけや思い込みで考えてしまっていました。

それが、自分を受け入れる、つまり自分を客観的にみることによって、周囲に対しても「客観視」という新たな視点を持つことができるようになります。

自分に対する客観視を意識的に行うことで、今まで持っていたネガティブな決めつけフィルターが溶けてなくなっていきます。

そうすると、自分だけでなく、まわりに対してもネガティブフィルターをかけてしまうことをやめられるのです。

「あの人はすぐに怒る人だ」

「この場所に行くと、絶対いやなことが起こる」

などの勝手な決めつけや思い込みがなくなり、判断や抵抗することなく、ニュートラルに状況や人をみて、ありのままの他人も受け入れ、許せるようになるのです。

そうなれば、勝手に相手の気持ちを悪い方向に深読みして、思い悩む……などのクヨクヨするきっかけが、なくなることにもつながります。

自分の心を自分で、守ることもできる

さらに、自分を受け入れ許すということは、HSP気質の改善にも役立ちます。

HSP気質の人には、こまかいことに気づきやすく、共感性が高く、境界線の意識が弱いため人の気分に左右されやすいという特徴がありました。

私はそういう人間なんだと、自分のありのままを認めれば、無理をして頑張りすぎるのをやめることもできます。

「私はこれができない人間だからダメなんだ」と思うのでなく、「私はこういう人間だから、こうやって行動したほうがいいんだな」と、自分の特徴に合わせた生き方をすることもできるのです。

これは、HSPの人にとっては、すごく大切な考えです。

HSPは感覚が繊細なため、音や光、人間などの外からの刺激に長時間さらされると、ぐったり疲れてしまいます。すぐに疲れて横になりたくなる自分を怠惰だ、ふんばりがきかない、根性がない、などと責めないでください。そういう気質を持った自

分なんだから、疲れたら無理をしないで休息をとること。そのことに罪悪感を持たないことですね。

大勢の飲み会などが苦手なのであれば、そういった集まりの誘いを上手に断るテクニックを身につけておくことも必要かもしれません。

また、自分はこれをすると、体調が悪くなりがちだ、こういう場所は苦手だといったことを知って、そういったものから自分を守るようにしましょう。

体調管理と同じです。自分は寒がりだから、冷房が効きやすい場所にはカーディガンやブランケットを持っていこうとか、自分の身体の特徴に合わせた対策をすればいいのです。

自分の心の特徴を認め、それに合わせた対処法をとる。そうすれば、心に突然現れるクヨクヨに振りまわされることもなくなるでしょう。

「悩む自分」のことも大事にするために

クヨクヨしてもいい、クヨクヨしたほうがいい

世の中には、クヨクヨ悩むことを悪く言う人もいます。

心が弱いからそうなるんだ、周囲に甘えているんだ、気にしないようにするべきなんだ……など。

だけど、私は「クヨクヨと悩むこと」自体が、悪いことではないと思っています。

世の中には、弱い自分、とりえのない自分、疲れている自分に気づこうともせず、感じないようにして「カラ元気」で生きている人がなんと多いことでしょう。

クヨクヨには悩むきっかけがある。そしてそれを引きずってしまったり、クヨクヨと思い悩んでしまう心の中にも、いろいろな原因がある。クヨクヨは、そういったさまざまな理由によって生まれた自分の心の動きのひとつです。

喜んだり、驚いたり、悲しんだり、さみしがったりするような、心の反応の中のひとつ。少し邪魔なときもありますが、痛みの感覚と同様に人間にとって必要な感情といえます。


また、第5章で詳しくお話ししますが、クヨクヨ悩んだり、内向的に物事を考えたり、気にしすぎたりする性格や敏感に反応する気質は、前向きに生かすこともできるのです。

少し屁理屈に聞こえたでしょうか。たしかに、クヨクヨ悩んでいるとき、悩んでいる本人はとても苦しくてつらいですね。

同じ考えがグルグルと堂々めぐりするばかりで、出口がみえない。そんな自分にも自己嫌悪を覚えるから、ますます悩みは深まります。

つらくて苦しくて仕方ないから、そのような状態から早く脱出したくなりますし、自分の中の「気にしすぎる自分」と早急に手を切りたくもなるでしょう。

でも、早く脱出したくても、早く手を切りたくても、自分のそのような希望をあざ笑うかのように、気にしすぎも、クヨクヨも、粘り強く自分の中に居座りつづけるものなのです。

ここまでお話ししてきた内容をもとに、自分を受け入れようと自分の内面をみつめたり、客観視してみたりしたけど、すぐには、クヨクヨ悩んでしまう気持ちから離れられない……。そういうこともあるでしょう。

悩んでもいいのです。人間は悩むものなのですから。

大切なことは、**気にしすぎて、クヨクヨしてしまう自分を責めたり嫌ったりしないこと、そして、うまくいかないからといって、受け入れようとすることをやめないこと**です。

どれだけ悲しんでもいい、クヨクヨ思い悩んでもいい、頑張ることや考えることを休んでもいい。受け入れることをお休みしたっていいと思います。

ただ、クヨクヨしている自分を責めたり、嫌いになるのはやめましょう。

クヨクヨしてしまったら、

「クヨクヨ悩んでいるんだね、そうなんだ」

と二人称で心の中の自分に話しかけること。そうやって、クヨクヨしている自分も自分だと認め、許してください。

このことをくりかえしているうちに、客観的に自分をながめるすべも身についてくるはずです。

そのことにより、自分というひとりの人間の中のいろいろな面が、きっとみつけられます。そして、少しずつ自分を受け入れられるようになっていきます。

手放してみると、本当に欲しいものが手に入る

自分を受け入れる過程にあるのは、よい気持ちばかりではありません。

弱い自分やいやな自分、トラウマやインナーチャイルドに気がついて、つらい思いをすることもあります。

「損して得取る」という言葉があります。『広辞苑』（岩波書店）によると、「一時は損をしても将来の大きな利益を計る。損をしたようで実は大いに得をする。」ということです。

自分のことを客観的にみたり、心の内側を考えたり……そうやって受け入れる作業をする以前にも、それなりの自尊心や誇り、自信はあった。でも、本当の自分を受け入れることで、その自尊心や誇り、自信さえも失うこともあります。失うのだから、これは一時的に損をすることになります。

でも、考えてみてください。それらは本当の自信や誇りだったのでしょうか。もしかしたら、弱い自分を必死に守るためのごまかしの自尊心、誇り、自信だったのかもしれません。

一皮むけば、子どもの頃の傷を引きずったまま、心の内では、不安や悲しみや恐れなどが渦巻いていたのかも……。

そのような自分にしがみついていないで、手放してしまいましょう。

流れに身を任せ、手放して何もなくなったそのときに、新しい自分がみえてきます。ごまかしの自尊心に包まれていたことでみえていなかった、もっとステキな自分がいるかもしれません。

勇気を持ってありのままの自分を受け入れ、許して、手放したからこそ、もっとステキな新しい自分に出会えることもあるのです。

今まで持っていたものを手放せば、損をする。でも、そのことで、もっとすばらしいものを手に入れられて、得をする。「損して得をする」のですね。

この考えは私のオリジナルではなくて、心理カウンセラーの心屋仁之助さんが勉強会などで伝えている考え方です。私は心屋さんのこの考え方を、患者さんにもよくお話ししています。

心の中には自分を知る手がかりとなる「宝物」が眠っています。

自分でも気づかなかったし、まわりの人たちにも気づいてもらえなかった宝物がたしかにあるのです。

心の闇の中に「宝」がみつかる

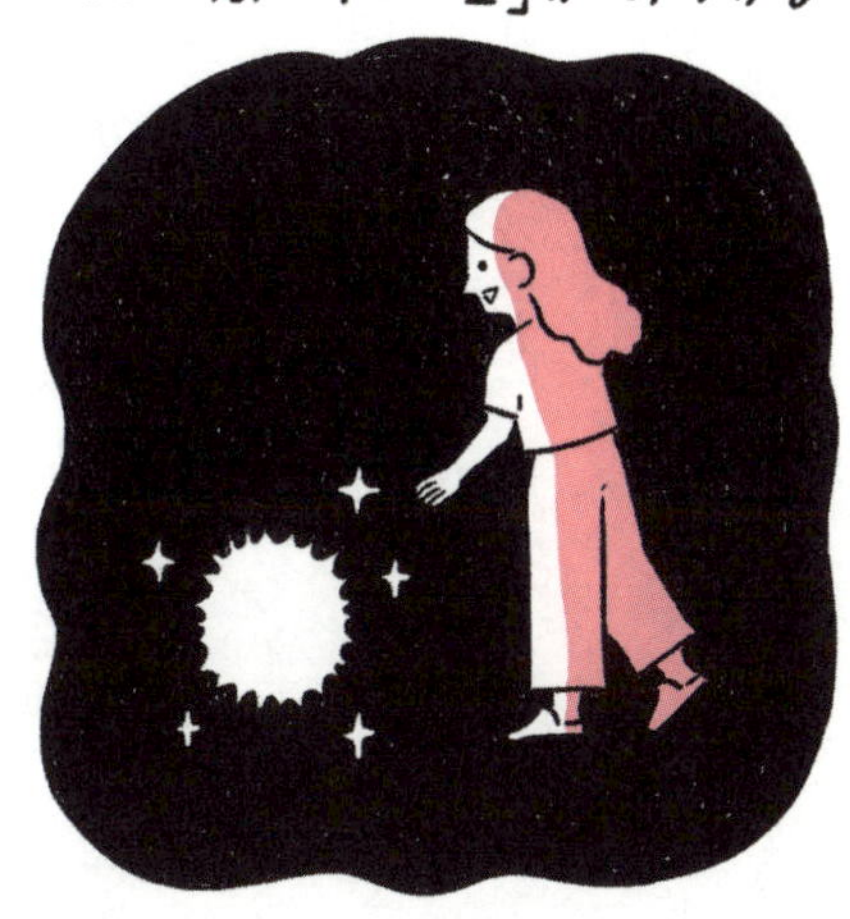

過去の自分を手放して心を「無」にしたとき、その無の中に、宝物という「有」が、みつかります。

内面をみつめて、はじめて気づいた自分の真の姿。

それはみずからを受け入れて、許すことで生まれ変わった新しい自分です。

新しい自分は等身大の自分でいられます。卑下することもない、実際よりも大きくみせることもないから、他人の目や言葉を気にして振りまわされたり、人前で見栄を張ったりといったこととは無縁の、満ちたりておだやかな自然体の自分でいられます。

頑張りすぎない、あせらない

これまで何度となく、自分を受け入れることの大切さをお話ししてきました。

自分を受け入れることが、問題解決のすべての出発点だということが、十分わかっていただけたと思います。

明日から、自分の気持ちを自分で認め、受けとめながら生きていこうと、思っていただければ幸いです。

ただし、まじめで頑張り屋さんが多いみなさんのこと、「自分を受け入れるべき」「自分を認めるべき」という強い思い込みで、自分を縛ることは絶対にしないでください。

「自分を受け入れるべき」などという「べき思考」は、それができていない今現在の自分を拒否していることにほかなりません。

典型的なマイナス思考であり、自分を受け入れることとは正反対の方向へ向かうようなものです。

「受け入れる」という心にとってはプラスのことであっても、やりすぎや頑張りすぎ

はもちろんよくありません。

それができていない自分のことを責めるのもやめましょう。

自分の心を楽にしようとやっていることが、心の負担になってしまうようでは、元も子もありません。

一刻も早く成果を上げたいとあせればあせるほど、逆効果です。自分を受け入れられる時期を流れに身を任せてあせらず待ちましょう。

次の章では自分を受け入れるための行いをお伝えします。ぜひゆっくり、粘り強くやりつづけてみてください。

第4章

気にしすぎな自分を受け入れるために

「受け入れる」を実践してみよう

自分を受け入れるための具体的なメソッド

ここまで、小さなことに敏感に反応したり、気にしすぎてクヨクヨしてしまう人ほど、自分を受け入れて生きることが大切だと伝えてきました。ありのままの自分を受け入れるということ。その重要さは、強調してもしすぎることがありません――。

自分を大事に思えるようになって、マイナス思考から脱却でき、等身大の自分で満足できて、ことさら自分を大きくみせようとする虚栄心からも自由になれる。しかも、他人のことまで受け入れられるようになるのですから、自分を受け入れることがいかに大切なことかがわかります。

ただ、自分を受け入れ、許すということは、口で言うほどたやすいことではありません。単純に意識するだけで、自分を受け入れられるようになれば、そこまで悩むことはないですよね。

そこで、この章ではさらに話を進めて、自分を受け入れるための具体的なメソッドやワークについて学んでいきましょう。

言葉を使い、身体を動かし、頭でイメージする……。自分を受け入れるためのメソッドはいくつもあります。自宅でひとりでできる簡単な方法を集めてみたので、自分に合いそうなものを選んで、ぜひ試してみてください。どれも、私が治療に使ってきて、効果を実感しているものばかり。中には、えっ、こんなことでいいの？　とびっくりするほど簡単なものもあります。効果はあります、ただし、効果があると信じて行えば。まずは、信じて行うことの大切さから説明することにしましょう。

受け入れることの第一歩は、信じること

これから紹介するメソッドやワークを実践するときには、**「この方法は、必ず自分を受け入れることにつながる」と、信じることを大切にしてください。**

せっかくメソッドを知っても、半信半疑で始めると、効果は現れにくいのです。すぐに効果が出なければ、途中でやめたくなってしまうでしょう。

信じることで、効果が上がるということは最先端の脳科学でもちゃんと証明されています。

ストレスで症状が悪化する心身症のひとつとされているものに、過敏性腸症候群があります。この治療にはよく、簡単な催眠暗示がもちいられます。そのときに、治療者が「あなたはもうなおりましたよ」「おなかの痛みはもうありませんよ」といった暗示をかけると、実際に症状がとれ、痛みもなくなるのです。

このとき、脳の中では痛みを感じる部位の中枢であり、自律神経や感情の中継基地でもある帯状回前部が、暗示をかける前よりも活性化していることもわかっています。信じる力は、脳にも影響を与えるのです。

このように信じることには、現実を変えるパワーもあります。

これから紹介するさまざまな方法も、「これをやれば自分を絶対受け入れられるようになる」と思いながら、試してみてください。

瞑想が自分の心を受け入れる下地となる

払う、無視する、とらわれない

まず、おすすめするのが**瞑想**です。

瞑想には深いリラクゼーション効果があることは広く知られています。実は、瞑想の効果はそれだけではありません。**瞑想には自分自身への「気づき」を促し、自分を受け入れることを助ける効果もある**のです。

瞑想といわれると、なんだかやるのがむずかしいと思われた方もいるかもしれません。できたら瞑想を教えてくれる会などに所属して、瞑想を長年続けている人にやり方を教わるのが一番なのですが、それができないときは、ただ静かな場所で、ぼーっとしてみるだけでもいいでしょう。

そのときにポイントとなるのが、何も考えないようにすること、つまり雑念を「払う」ことです。この「払う」という言葉の意味は、「無視する」とも、「とらわれない」とも解釈できます。私もいろいろなところで瞑想をしてきましたが、はじめの頃は雑念だらけで、次々にいらぬ考えが浮かんできたものです。

雑念がわいてきても、気にしないこと。気にすれば、雑念がわいたという事実に、意識がいってしまいます。雑念が浮かんできたら、「今は関係ない」と思って、とらわれることなく、無視するのです。

また、雑念を払う方法には**「黙想」**というものもあります。これはあるひとつのイメージや言葉にだけ意識を集中するやり方です。たとえば、心の中に、ろうそくの灯りをイメージしたら、ほかのことは考えず、そのことだけを考えつづけてみるのです。

そのうち、少しずつ慣れてきて、雑念がわかなくなってくるからふしぎです。

この状態を継続できるようになると、雑念や余計な考えのない、ありのままの自分のことを自然に受け入れる下地が心の中にできてくるようになります。

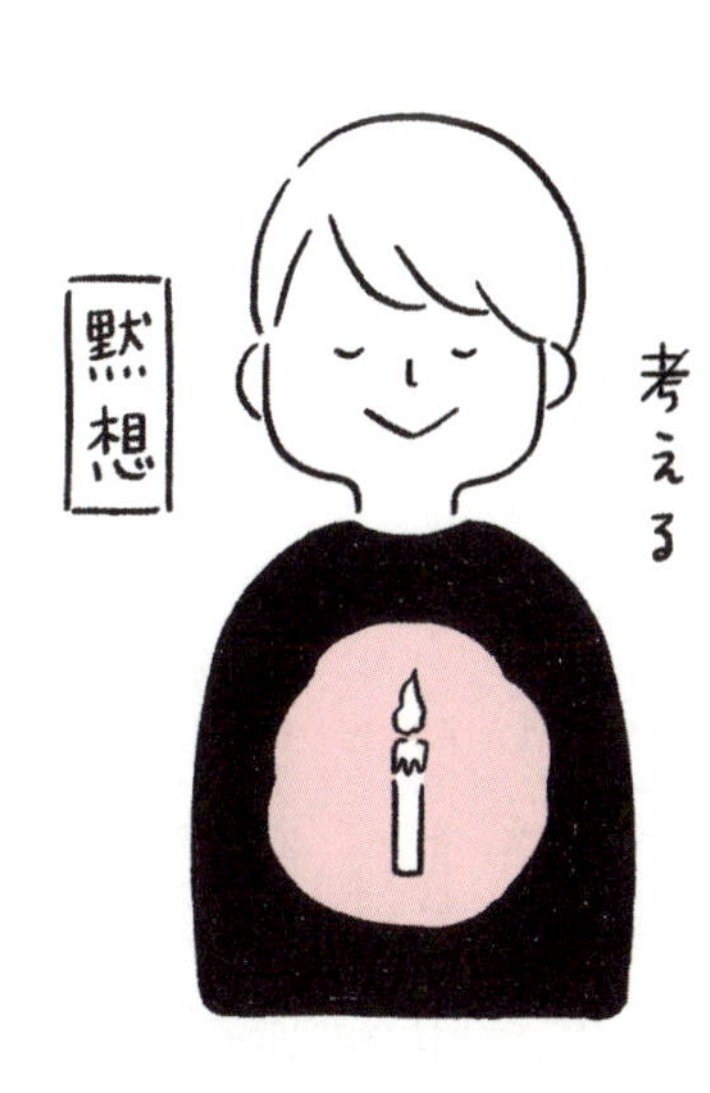

あらゆる縛りから、自分を自由にしよう

本当に深い瞑想状態に入ることができるようになると、突然、歓喜のような、何ともいえないうれしい気持ちがわいてきて、幸せな気分になることもあります。

生きていることへの感謝とか、まわりの人への感謝とかいった言葉にはならないものがおなかの底からわき上がってきて、涙が自然に出てきたりもします。

あまりに観念的だとか、スピリチュアルな考えだと思われる方もいるかもしれません。でも、これまでに、お釈迦さまをはじめ偉大な先達も、瞑想をすることで悟りを開いてきていますね。

悟りとまではいかなくとも、自分の心を手放し、もっと大きなものに身をゆだねることができれば、こういった気持ちになることもふしぎではありません。

この満たされた経験によって、生活の中のいろいろなことを受け入れることができるようになります。自分のいやなところ、いいところ、すべてを許すことができ、本当の意味で自分自身を受け入れることができるのです。

そこまで達せなかったとしても、瞑想をすることで雑念を払い、今の自分にとらわれない気持ちを獲得する時間を日々の中で少しでも持つだけで、自分を受け入れる下地が徐々にできてくるでしょう。

いいも悪いも存在しないことを知ろう

プラス、マイナスは時代によって変わる

おそらく「世間」の目にみえない圧力があるのでしょう。

私たちの多くは既成概念を受け入れ、世の常識にしたがって生きることを求められているように感じています。既成概念や世の常識にある意味、洗脳されて、がんじがらめに縛られているともいえます。

でも、世間一般の常識にしろ、善悪の基準にしろ、場所によっても時代によっても変わります。

「善人なおもて往生をとぐ、いわんや悪人をや」は親鸞聖人の言葉だとされています。

善人でさえ往生できるのだから、悪人だったら絶対に往生できますよ、ということですが、どういう意味でしょうか。

善人だと思っている人間は、自分の中の悪に気づいていない、でも、悪人は自分の悪を知っている。気づいていない善人のほうが罪深いけれど、それでも極楽浄土へ行けるのだから、悪人が行けないはずはないというわけです。

視点を変えれば、善人と悪人の基準も逆転してしまうのです。

これは、現代でもいえる話です。

ひきこもりは世間では一般的に困ったことだと考えられています。でも、エネルギーを外へ出さないで、蓄えながら、自分自身と向きあっている期間と考えれば、肯定的にみることもできます。

樹木も冬はエネルギーを外に出さずに、みずからの中に蓄えます。だから、冬に木々は太り、年輪を刻んでいけるのです。ひきこもりを冬の樹木のようなものとみなせば、「あせらず、休んでいなさい」と励ますという視点もありえるわけです。

こう考えると、**世の中のことをプラスやマイナスで断定的に判断することはできないように思えてきます。**

そんな考えをさらに後押ししてくれるのが、経営心理学者でカウンセラーとしても活躍されている飯田史彦さんが著書『ブレイクスルー思考』（ＰＨＰ研究所）で提唱する考え方「ブレイクスルー思考」です。

すべてが自分にとって大切な試練になる、ブレイクスルー思考

ブレイクスルー思考とは、物事をプラスやマイナスでみることをせず、目の前にあるすべてのものは自分を大きくするために必要な価値ある試練であるという考えを持って人生のあらゆる試練を楽しみながら乗りこえていくという思考法です。

このブレイクスルー思考で、物事を考えると、気にしすぎたり、クヨクヨ悩むことも自分にとって大切な試練だという発想になります。

クヨクヨ悩みに悩んで、悩み抜くことで、内面をしっかりみつめられる。そうすれば自分という人間を知ることができ、新たな自分に生まれ変わることもできる。自分

の前に立ちはだかる本当の壁が何なのかもわかってくるから、逆境も乗りこえられるようになるというわけです。

いいも悪いもない、プラスもマイナスもない、すべてのことは等価値で表裏一体で反転する、自分にとって必要な試練なんだ――。

この発想、考え方を頭にしっかりと叩きこんでおいてください。

この考え方さえあれば、ほとんどの悩みは解決できます。そして、気にしすぎる人たちが自分を受け入れるときの、ゆるぎない土台ともなります。

これから紹介するメソッドの数々も、この土台なしには生きてきません。

言葉の力で、ありのままを受け入れる

「ありがとう」で人生が好転する

万葉集や古事記の時代から、日本には「言霊信仰（ことだまきんこう）」がありました。言葉には霊的な力、つまり、言霊があると信じられ、口から発せられた言葉は、現実の事象に対して何らかの影響を与えるとされていたのです。

つまり、何か不吉なことを口にすれば、不吉なことが起きるし、いい言葉を発すれば、いいことが起きると考えられていました。

『ツキを呼ぶ「魔法の言葉」』（マキノ出版）を著した五日市剛さんは、工学博士で、米国マサチューセッツ工科大学に留学した経験もある大変な秀才です。その五日市さんは、言葉の力というものをとても大切にしています。

五日市さんが言葉の力を信じるようになったのは、イスラエルでひとりのおばあさんと出会ったことがきっかけでした。そのおばあさんに、ある魔法の言葉を教えてもらったのです。

その魔法の言葉を唱えるようになったら、自分がどんどん変わっていって人生まで変わったというのです。五日市さんを変えた魔法の言葉とは、「ありがとう」と「感謝します」でした。

いいことがあったら、相手に「感謝します」と言い、悪いことがあったら、すぐに自分に対して「ありがとう」と口に出して言うそうです。

いいことが起きているときは、「感謝します」と口に出すことで、さらにいい出来事を引きよせることができるようになる。悪いことがあったときも、自分に「ありがとう」と言うことで、不幸の連鎖を断ち切ることができ、いいことが起こるようになる。これらの積み重ねで、人生が好転していったそうです。言葉の力に背中を押されるようにして、まわりや自分自身に感謝できるようになり、そこから人生が変わっていったというのです。

私自身も、「ありがとう」と声に出し、自分に言うことで、ふしぎとフッと心が落ち着き、言葉に見合った行動ができるようになっています。

言葉が、「未来」を引っぱってくる

この言葉の力は、自分を受け入れるときにも力を発します。

言葉の力を信じる五日市さんは、**こうなりたいと思う願いを口にすることも大切**だと提唱しています。きちんと口に出すことで、その言葉を自分の心の中にしっかり落とし込み、それに見合った行動ができるようになるからです。

このとき大切なのは、願いがかなったというかたち、つまり完了形で言葉に出すことです。

自分を受け入れたいと思うなら、

「自分を受け入れられるようになりたい」

ではなくて、

「自分を受け入れられるようになりました。感謝します」

と、自分に対して言ってみましょう。

完了形の言葉を使うことで、心の動きも行動も、言葉に引っぱられるように変わっていきます。

ここで**絶対に守ってほしいのは、「強い確信のもとに」その言葉を使うこと**。適当に発した言葉では、現実がついてきません。

「受け入れられました」と言っても、心の中にもやもやが残ってしまうのは、本心では、自分で受け入れようと思えていないからです。それでは、現実は変わりません。

「受け入れた」という強い気持ちを持って、ぜひ言葉を発してみてください。言葉の力があなたの背中を押してくれるはずです。

また、困難に出合ったときに「まぁいいか」「大丈夫」と口に出して言ってみるのも効果的だと思います。

自分の中で許せない部分があったとしても、とりあえず「まぁいいか」「大丈夫」と、自分に対して言ってみる。ここでも本当はよくないんだよね、本当は全然大丈夫じゃないや……などと思わず、強い気持ちで、

「今のままの自分で、いい！」「絶対、大丈夫だ！」

と、口に出してみましょう。次第にダメだと思っていた自分のことを受け入れ、許すことができるようになってきます。

これは、マイナスの感情に落ちこみそうになるのを食いとめるのにも効果的な言葉です。失敗を反省して、それを糧とすることはもちろん大切ですが、いつまでもクヨクヨと自分を責めつづけ、落ちこんだ状態から脱出できずにいると、困ってしまいますね。そういうときに、「まぁいいか」とか、「大丈夫」と、自分に対して唱える。すると、失敗した自分もクヨクヨしていた自分もしっかり受けとめて、スッキリ頭を切り替えることができるのです。

「一生懸命頑張ったけど、結果が出なかった……もうどうでもいいや……」の「まぁいいや」ではなく、「ここまで頑張ったから、まっいいか」と受け入れ、許す。

こうして、自分の心に働きかける言葉を使うことで、少しずつ心が楽になって、自分のことを必要以上に責めることがなくなるでしょう。自分を過剰に責めなければ、自責の念にさいなまれ、クヨクヨすることも少なくなるはずです。

心のクリーニングで、本当の自分を認める

「ありがとう」「ごめんなさい」「許してください」「愛しています」

私は薬を使わない療法も多くとり入れています。だれにでも簡単にできて、効果のあるものをいつも懸命に探していると、いろんなおもしろい療法に出くわします。そのひとつが**「ホ・オポノポノ」**です。

これも、自分の心を受け入れるのに役立ちます。

ホ・オポノポノは約４００年前からハワイに伝わる問題解決の技法で、言葉の持つ霊的な力、言霊の考え方と相通じるものがあります。

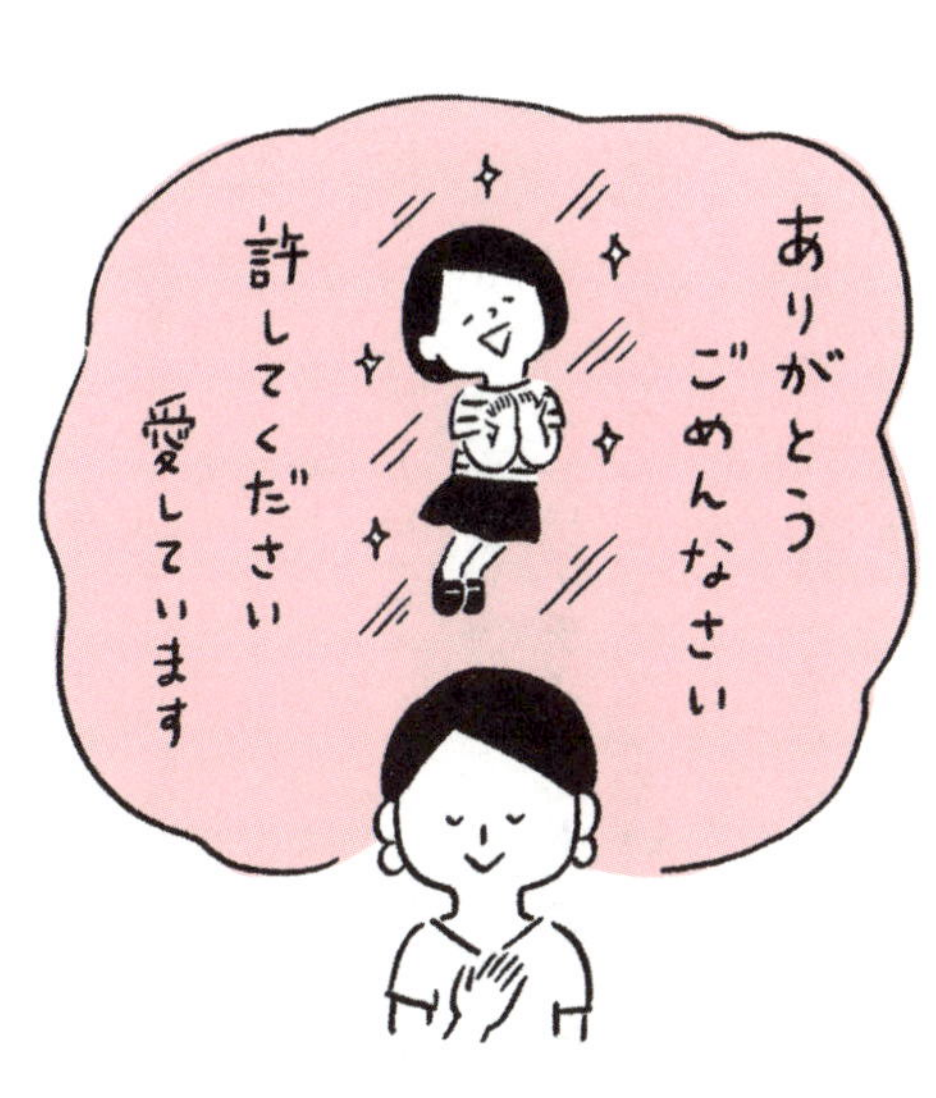

やり方は簡単。**自分の心の中にいる小さな子どもに対して「ありがとう」「ごめんなさい」「許してください」「愛しています」と4つの言葉をかける**だけです。心の中の「インナーチャイルド」にささやきかけます。

インナーチャイルドとは、幼い頃に抱いたマイナスの記憶や感情を持った自分のことでした。心のどこかに隠れているその子に向かって、つまり自分に対して話しかけるのです。

ずっと私のいやな気持ちを抱えたまま、じっと耐えていてくれて、ありがとう、でも、放っておいてごめんなさい、許してね、愛しているよ、と。
そう自分に語りかけることで、インナーチャイルドも少しずつ気持ちがなごみ、マイナスの感情も鎮まっていって、元気になってくれるのです。これで、心のクリーニングがすんだということになります。

また、インナーチャイルドは、自分の心の中にあるマイナスの感情なので、そこに向かって話しかけるということは、自分の心の中に「自分ではみえていないマイナスの感情がある」ということを認めることになるのです。
つまり、**インナーチャイルドに話しかける行為自体が、自分を受け入れるという行為にダイレクトにつながっていく**のです。

毎日、毎日、自分のおなかをフルフルとさすりながら自分の中のインナーチャイルドに「ありがとう」「ごめんなさい」「許してください」「愛しています」を唱えつづけましょう。４つの言葉を唱える順番に決まりはありません。好きな順番で唱えてください。声に出しても、心の中でつぶやいても構いません。

4つすべてを唱えられないときには、「ありがとう」だけでも大丈夫です。

インナーチャイルドの存在や4つの言葉の意味を強く意識する必要はありません。自分に向けて言葉を唱えさえすれば、それらが潜在意識に働きかけ、自分自身を受け入れることができるようになるのです。

インナーチャイルドは、すぐに姿を現してはくれないかもしれません。でも、存在を認めてもらっているインナーチャイルドは、この4つの言葉に慰められ、癒やされつづけていきます。インナーチャイルドは、幼い頃の傷ついた自分。くりかえし話しかけつづけることで、自分を認め、受け入れ、許すことができるのです。

「受け入れる」は、人との関係の中でも実践できる

勇気がいるけれど、効果てきめんなワーク

自分を受け入れるワークとしては、人に話すというものもあります。

一番簡単そうにみえますが、実はこれは気にしすぎてしまう人にはむずかしいワークの場合もあります。「恥ずかしい私」「弱い私」をさらけだし、他者にみせなければならないのですから。でも、勇気を持ってやってみましょう。

たとえば、「貧乏な家庭に育った」ということが、実はとっても恥ずかしくて、コンプレックスになっている、という人がいたとします。その人は、そのようなことに

コンプレックスを持つこと自体が恥ずかしいことは、自分でもわかっています。

でも、自分がマイナスに感じていることを、客観的、理論的に否定してみても、感情は手ごわいもので、理論になど簡単に屈服してくれないときがあります。

「そんな正論は、恥ずかしいというこの気持ちをなだめてなんかくれない！」

と、感情のほうが強くなってしまい、自分を受け入れられないこともあるでしょう。

そのようなときこそ、このワークの出番です。**仲のいい友だちなどに、自分の中のマイナスの感情を思い切って聞いてもらいましょう。**

人に話をするためには、自分のことを多少なりとも客観視しなければなりませんし、何より相手という、文字どおり「他者の目」をとおして、自分の中の思い込みや決めつけをみつめなおすことができます。

「実家が貧乏で、恥ずかしい」という、勝手な思い込みや決めつけが、人と話をすることで消えてゆくのです。

しかも、他人はときに、いい情報をくれることもあります。たとえば、

「尊敬するあの人も貧しい家柄だったらしいよ」

「貧乏で苦労した人のほうが、将来成功するみたいだよ」

など。真偽はさておき、そのような情報をもらえると、

「あれ、貧乏ってこと、それほど恥ずかしくないのかな」

と、少しずつ思えてくるでしょう。自分が勝手に決めつけ、思いこんでいるイメージが、この手のたわいのない話で壊れてきたりするものです。

私と、ある女性の患者さんとは、もう何年ものつきあいになります。

あるとき、その女性がずっと隠してきた秘密を静かに打ち明けてくれたことがありました。すべてを話し、彼女は最後に

「先生、私、少し楽になった、ありがとう」

と、ほっとなごんだような表情で言ってくれたのです。今までみたことがないようなやわらかい、やさしい表情でした。

心につっかえていたものを話して吐き出すことには、本当に効果があるのです。

ただ、話を聞いてもらう相手の「人選」には慎重なほうがいいでしょう。途中で話

をさえぎったりせず、しっかりと自分の話を受けとめてくれる人、口が堅い人など、信頼できる人に心を打ち明けることが大切です。否定されたり、無視されたり、叱られては、意味がありません。

自分を守る境界のつくり方

ここからは、私はもしかしたらＨＳＰ気質を持っているかもしれない……と思っている方に向けた話です。

ＨＳＰ気質の特徴として、「境界線の意識の弱さ」がありました。他者と自己を隔てる境界線があいまいなため、他人の気持ちや考えが容易に自分の中へ入りこんでくる。そのせいで、ＨＳＰ気質の人は、相手の言動や感情や機嫌などの影響を受けやすく、そのことが大きなストレスになってしまいます。また、さまざまな刺激に過度に反応してしまうので、自分の境界線の中にある「心の芯」、つまり自分の本当の気持ちや考えが、ぐらついてしまいやすいのも特徴です。

気にしすぎてクヨクヨしやすい自分を受け入れるために、自分を客観的にみたり、自分の内をみつめるよう心がけてみたり、瞑想やホ・オポノポノを行ったりしても、境界線の意識が弱く、他人の影響を受ければ、自分以外の考えが入ってきて、自分という心の芯が傾いたり、倒れたりしてしまうことも少なくないのです。

そこで、ＨＳＰ気質を持っているかなと思う方であれば、これまで紹介してきたメソッドに加えて、境界線の意識と心の芯を強くするイメージトレーニングを行ってみましょう。

ＨＳＰの存在を唱えた先のアーロン博士は、そのためのトレーニングとして、**自分を守る境界が自分のまわりにあることをイメージし、その存在を感じることができるようになるまで、その練習をくりかえすとよい**とアドバイスしています。

境界線の意識といわれてもなかなかイメージできない方は、白い光に身体が包まれているイメージという心理学者のテッド・ゼフ氏のイメージを使ってみるといいかもしれません。白い光に包まれ、守られているなんてステキなイメージですね。

また、これらのイメージトレーニングをするときに、境界線の中はあたたかいパワーで満たされている居心地のよい場所と意識すると、他者との間に境界線ができるだけ

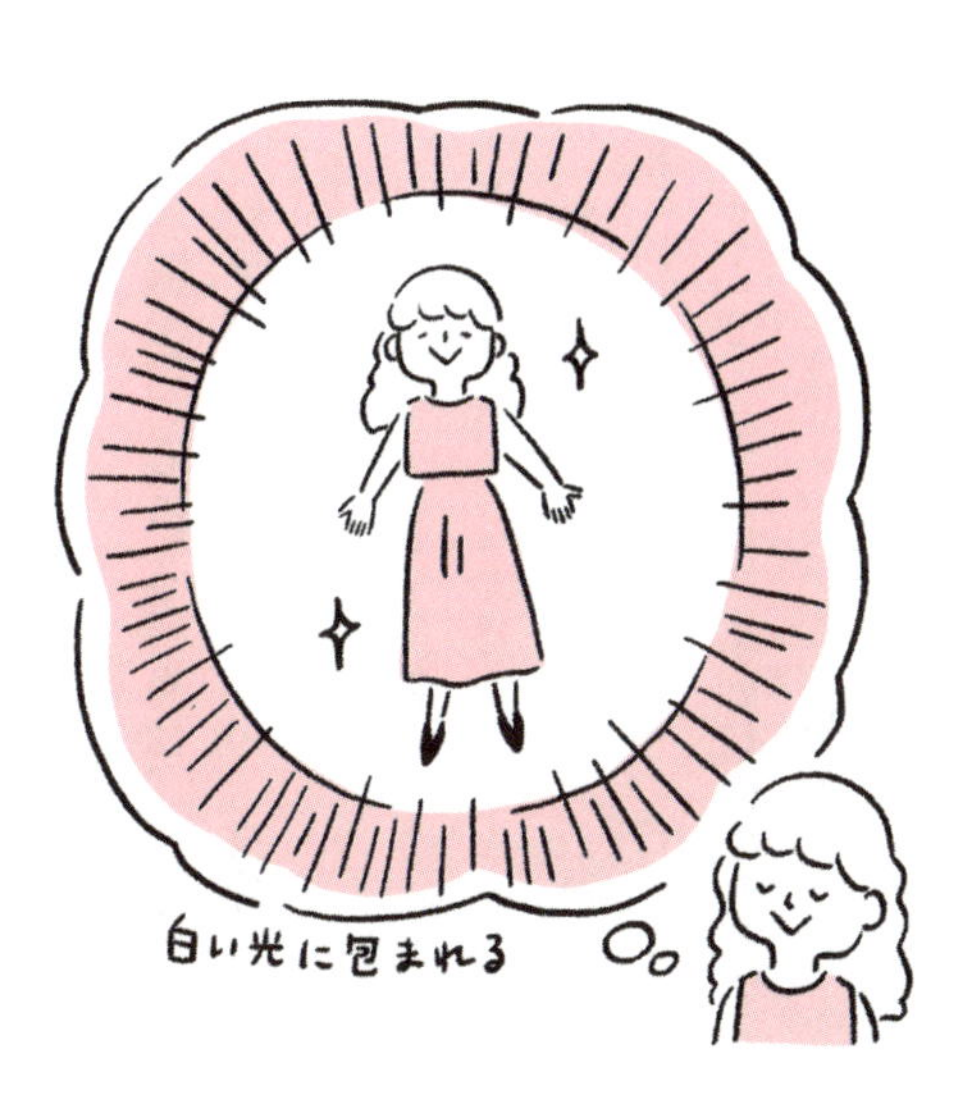

でなく、ふしぎと自分の心の芯にもパワーがみなぎるようになり、多少のことには影響されにくくゆらぎにくくなっていきます。「自分の心の芯には、あたたかいエネルギーが満ちている。自分の心の芯は簡単に倒れたりしないぞ……」

と、潜在意識に働きかけることで、自分軸ともいえる心の芯が強くなり、ささいなことに影響されにくくなっていくのです。

「自分軸」を鍛えると、境界線が強くなる

イメージトレーニングに加え、他人との精神的境界線の意識を強くすることの必要性をきちんと理解しておくことも欠かせな

いでしょう。

境界線を引くなんて、相手との壁をつくるようだし、相手に冷たい態度をとるようでうしろめたい、と感じる人もいるかもしれません。けれども、**他者と自分との間に境界線を引くという行為は、自分と相手は違っていることを尊重する**ことなのです。

相手の考えは相手のもの、自分と違っていてもいいし、すべての考えが同じになる必要など、どこにもありません。

たとえば、会社で同僚のAさんが仕事仲間のひとり、Bさんに対して怒っていたとしましょう。あなたはもちろん、Bさんのことも知っています。

精神的境界線の意識が弱ければ、Aさんの怒りのパワー、マイナスのパワーに影響され、自分の心も重くなってしまうはずです。

そこで、そういう事態に直面したら、

「Aさんは怒っている。自分は?」

と、自分の心に冷静に問いかけてみましょう。

「自分は、Bさんの立場もわかるし、怒りは感じないな」

と、自分の考えを認めることができれば、自分の軸をしっかり持つことができ、A

さんのマイナスの感情に心を乱されることはないでしょう。そして、Aさんの考えはAさんのものとして、同調はできなくても尊重はできるはずです。

このように、自分の考えを持ったうえで、相手の考え方を受けとめることが本当の意味で、相手を大切にすることにつながるのです。

相手も自分も大事にするためには、境界線の意識を持つことがとても大切です。

食事を大きな味方にする

北海道帯広市内で、「メンタルコンサルティング Terra（テラ）」を主宰している曽我部小百合さんは、HSPやうつ病、薬剤過敏症などさまざまな病気や症状を抱えながら、それらを乗りこえてきました。そのための努力や勉強は大変なもので、とくに、みずからの経験に基づいた生活面についての知識と知恵の豊富さ、鋭さは、目を見張るものがあります。中でも食事法に関しては、食の研究家、吉田久恵先生に師事し、ご自身のHSP気質と上手につきあえるよう、さまざまな工夫をされてきました。

というわけで、この章の最後に、曽我部さんがHSP気質の方にアドバイスされている食事法について、お伝えしましょう。

❶「米、水、塩」をしっかり摂る

「身体と心はすべてつながっている」と曽我部さんは話しています。小さなことを気にしすぎて、クヨクヨ悩みつづけるのは、身体が弱っているため。身体が弱っているから、心も弱ってしまうのでしょう。

もし、気にしすぎる自分を本気で変えたいと思うのなら、身体を健康に保つことが不可欠です。そして、そのためには食事に気をつかうことが、基本中の基本といえます。人間は食べ物でできているのですから。

身体が喜べば、心も本来の生きる力をとりもどせます。

HSP気質の方は過敏な感覚ゆえに、周囲の人たちの気分や感情の影響を受けやすいのも、特徴のひとつです。曽我部さんもそのひとりで、極端に影響を受けやすかったのですが、「米、水、塩」をきちんと摂る食事法に変えてから、ネガティブな感情が強い方と接しても、びくともしなくなったそうです。

水は、塩素などを含む水道水ではなく、ミネラル分を含む天然水を飲み、塩は昔ながらの製法でつくられた、原材料名欄に「海水」と書かれているものにします。米は5~7分づき米で、できれば、住んでいる土地に近い産地の米を選ぶとよいそうです。

糖質制限ブームなどで、炭水化物を抜くことが流行っている昨今ですが、曽我部さんはこの食事法を心がけることで、心の状態がよくなるだけでなく、太るどころか、きれいに痩せることもできたそうです。人間のベースをつくる、米・水・塩を摂ることの大切さを身をもって知った……とおっしゃっていました。

❷バランスを守って食べる

人間本来のバランスを保つためには、バランスを崩さない食べ方を心がけることも大切です。

食事のバランスというと、タンパク質や脂肪、炭水化物といった栄養素にばかり目がいきがちですが、曽我部さんは、**陰陽のバランスも、とても重要**だと言っています。

一般的に陰性とされるのはカリウムの多い食品で茄子、トマト、バナナ、ワサビなどの香辛料、果物や上白糖、黒砂糖、はちみつなどの糖類だそうです。これらの食品には身体を冷やす作用があるそうです。

反対に陽性とされるのはナトリウムの多い食品で人参、自然薯（じねんじょ）、動物性食品、塩などがあり、身体をあたためる作用があるそうです。自分の体調に合わせて食品を選ぶ必要があると、曽我部さんはおっしゃっていました。

また、人間の血液はつねにpH7・4の弱アルカリ性に保たれるようになっています。この身体のしくみに負担がかからない食べ方をすることも大切なようです。

人間の身体はその生命活動のしくみによって、つねに身体に酸や老廃物が発生するのですが、その中和や排出のためには、ナトリウム、カルシウム、カリウムなどのアルカリ性のミネラル分が必要となります。アルカリ性食品を十分摂っていないと、酸を排出するときに、骨などの身体に蓄積されたカルシウムなどのミネラルが溶け出してしまうため、身体に負担がかかります。

そのため、野菜、果物などのアルカリ性食品を多めに摂り、同時に、酸性物質をつくり出しやすい肉類、乳製品などの酸性食品をなるべく摂らないことを、曽我部さんは心がけていらっしゃるそうです。

日本の伝統的な食事、すなわち、煮炊きした全粒穀物と、塩、みそ、しょうゆで調理した野菜と海藻などは、陰陽のバランスも酸性、アルカリ性のバランスも比較的とれているので、これらを摂ることを、曽我部さんは自身のカウンセリンググルームで推奨しているそうです。

❸食品添加物の多い食品を減らす

食品添加物が身体に害をおよぼすことは常識ですが、HSPの方はとくに敏感に反応しますので、添加物がなるべく少ない食品を選ぶようにしたほうがいいと、曽我部さんは話しています。

曽我部さん自身も食品添加物の多い食品を食べると、とたんに内臓に不調を感じたりするので、できる限りそういった食品は避けているそうです。

HSPの方は、面倒でも「原材料」の欄をよく読んで、添加物の少ない食品を選ぶようにしましょう。

無農薬の野菜が手に入るのなら、値段が高めでもそちらを食べるにこしたことはありません。

なお、リン酸を多く摂ると、血中のカルシウム濃度が相対的に減って、身体がだるくなったり、気持ちがイライラしてきます。リンを多く含む食品は、動物性食品、ファストフード、インスタント食品、清涼飲料水、加工品、甘いものなどです。それらの食品とは、できることなら縁を切ったほうがいいと、曽我部さんは伝えています。

いかがでしたか。ＨＳＰの方はさまざまなことから影響を受けます。

自分の身体の中に入れる食事に注意を払うことで、ＨＳＰ気質とよりうまくつきあえるようになるかもしれません。

第5章

「気にしすぎ」を生かす視点が人生を変える

「気にしすぎ」も才能のひとつです

気にしすぎる人がいなければ、世界はまわらない

ここまで、気にしすぎさんの心の中で起きていること、どうやったら自分を大事にして生きていけるかなど、小さなことにも敏感でクヨクヨしがちな自分とどうつきあっていけばいいかをお伝えしてきました。

世の中には、おおらかで、前向きで、ちょっとした障害などスイスイ乗りこえていく人たちばかりをもてはやす傾向があります。そのため、ちょっとしたことを気にしすぎてしまう方は、どことなく肩身が狭くて、ストレスを感じることも多く、生きづ

らいと思うことが多いでしょう。

そもそも、気にしすぎる、クヨクヨ悩む、敏感すぎるという言葉自体にすでに全面否定の響きがあります。

ただ、本当にそうでしょうか。気にしすぎ、小さなことに敏感に反応する、ちょっとしたことで悩んでしまう……それは、本当に悪いことなのでしょうか。

「神は細部に宿る」という言葉がありますね。

小さなことを気にしすぎる人は、別の見方をすれば、こまかなことにも気がつき、配慮がいきとどき、そのため、慎重に物事にあたることのできる人でもあります。クヨクヨと悩む人は、他人の心の痛みを理解し、心を寄せることができる人でもあるのです。

少々のことでは悩まない、気にしないというおおらかで、おおまかな人たちだけでは、社会は成り立ちません。そうではない気にしすぎてしまう人やクヨクヨ人間、敏感な人もいてはじめて、バランスがとれ、機能するのだと思います。

また、種としての人類がサバイバルするためにも、社会はおおらか人間だけでなく、さまざまな性格や考え方を持った多種多様な人間を必要としています。そのような多様性の一翼を担っているのが、ほかでもない気にしすぎてしまう人であり、クヨクヨ人間や敏感すぎる人たちなのです。

気にしすぎて、クヨクヨ悩むからこそ、みえるものがあり、できることがあります。

気にしすぎ、クヨクヨはプラスの特性にもなりえるのです。その特性とは何か、どのように生かせばよいのかをみていくことにしましょう。

気にしすぎを、ビジネスの成功につなげよう

チームを率いるリーダー役を任される女性たちを、よくみかけるようになりました。彼女たちは女性ならではの「小さなことによく気がつくこまやかな視点」をぞんぶんに生かして、チームをまとめあげています。

このように「小さなことを気にする考え」も使い方次第で、まとめ役のリーダーにとって大切な資質のひとつにもなりえます。

たとえば、**スタッフがみんなイキイキと仕事をしているかどうか、いつも気になって仕方がない、ときには気にしすぎていると自分でも思えるほどに、仲間のことを思**

いやる。そのような類いの気にしすぎは、スタッフへの心配りの反映であり、リーダーとしての大事な資質でしょう。

「Aさんは、今日はちょっと顔色が悪い、元気がないみたいだけれど、お子さんがまた熱を出したのかもしれない」

「私がお昼ごはんに行かないから、みんなも遠慮して行けないのかもしれない」

「Bさんはお父さんを亡くしたばかりで、ひどく疲れているようだ。今日は早めに家に帰らせてあげよう」

こういった考えは、やさしさから生まれる気遣いです。

さらに、スタッフの健康管理にまで心を砕くのは、ある種のマネジメント力にもなるでしょう。スタッフに過度な負担や無理をさせないようにする、そうすることで、仕事を動かす大事なパワーである、仲間や部下のことを守るのです。

それに、健康状態やスタッフの家族のことまで心配りができれば、スタッフの心をつかむこともできます。仲間や部下の信頼を勝ちとって、さらには、チームの連帯感や仲間意識を育て、成果を上げることもできるはずです。気にしすぎは、ある意味、できるリーダーの必須条件ともいえるでしょう。

ただし、気にしすぎの方向を誤ることはもちろんよくありません。それでは、ビジネスの世界で生き抜くことはできないどころか、自分自身がつぶれてしまいます。

起きてしまった過去の失敗を、ああでもない、こうでもないと気にして、クヨクヨ悩んでも、仕方のないことです。過去を変えることはできないのですから。

ただ、この場合も失敗から「学ぶ」ための気にしすぎなら、将来につながります。「いいや、気にしない、気にしない」と、すぐに忘れてしまえる人よりも悩んだぶん、いずれ、その失敗を成功に変える可能性もあるでしょう。

また、「ああ、納期に間に合わなかったら、どうしよう、どうしよう」と、まだ起きていない未来のことを気にしすぎたり、クヨクヨしたりしても、時間の無駄です。でも、「このままでは納期に間に合わないかもしれない」と気にして、最悪のことを想定し、自分ができる最善の手を打つのであれば、たとえそれが杞憂に終わったとしても、「必要な気にしすぎ」だったといえるでしょう。

気にしすぎやクヨクヨという特性も、要は使い方次第。

もどらない過去や、起きてもいない未来のことを気にしすぎるのは、原則的にはよくないのですが、**過去から学びとり、未来にそなえるため、気にしすぎを活用するのはよいことでしょう。**

気にしすぎは、転ばぬ先の杖として使って

仕事はほとんどの場合、程度の差こそあれ、気にしすぎさんを必要としています。なぜなら、人間はミスを犯す生きもので、仕事の現場では気にしすぎるくらい気にしてチェックを重ねても、魔が差したとしか思えないようなミスが出るものだからです。

事務作業などでも、気にしすぎてしまう人は、何か間違いがあるのではないかと気になって仕方ない。最後まで粘りに粘って作業をていねいに行うため、そのような人が行った作業には、ほぼミスがみつからないことが多いのです。

このような粘りは、仕事の現場ではなくてはならない貴重な資質といえるでしょう。

気にしすぎはまた、人生におけるリスク管理にも利用できます。

たとえば、今の会社をやめて自分の好きな分野の仕事をしたい、と思ったとします。転職という大きな転機を前にすれば、だれもが悩むでしょうが、気にしすぎる人はほかの人に比べ次々と悩みのタネが出てきます。

心配したって、先のことはだれにもわからないし、思い切って転職しちゃおう、というのもひとつの生き方ですが、**リスク管理という点からみれば、気にしすぎる人のクヨクヨと悩む力が必要となります。**

リスク管理とは、危険を予測して、それが起こらないための準備をすること、さらに、万一のときにそなえて、対策をたてておくことです。つまり、転ばぬ先の杖が、リスク管理。気にしすぎる「能力」が生かされる分野です。

ブラック企業も多い昨今、外からみているぶんには問題なさそうでも、限りなくブラックに近い企業はあります。給料が高すぎる会社も、裏に何か魂胆があるかもしれないし、豪華なホテルで会社説明会を行うのは、詐欺まがいの商法に引きずりこむための目眩(くら)ましかもしれません。

「今の世の中は危険がいっぱいなんだから」

そう考える気にしすぎさんの臆病さは、大事にいたらない、大やけどを負わないための大切な要素です。

ただし、気にしすぎるだけで、何もしないでクヨクヨ悩むのは、リスク管理ではありません。アブナイかも、と思ったら自分なりにネットで調べたり、友だちに相談したり、とにかく行動することが重要です。行動までがセットになって、はじめて気にしすぎが生きてきます。

さらに、万一のときにそなえて、対策をたてておくことも、リスク管理の重要な側面です。好きな仕事のために転職するとしたら、転職先の給料は今よりも少なくなる可能性があります。もしかしたら、ボーナスなんか出ないかもしれません。そう考えたら対策をたてるのです。たとえば、収入が減ることを予測したのなら、1年間かけて生活に必要な額を貯金しましょう。手作り弁当を会社に持っていくようにする、お酒は家で飲むだけにする……など、手間をかけて、せっせとお金を節約し、貯金することでリスクに対し、しっかりとした対策をたてられるでしょう。

また、お金を節約することで、単純にお金がたまるだけでなく、お金をかけなくても工夫次第で、楽しく暮らせることを知れるかもしれません。

思いやりは、相手をみることからしか生まれない

気にしすぎる人は、まわりの人の気持ちが考えられる

気にしすぎを有効に生かす手段はまだあります。それは、**気にしすぎを思いやりに変える**ことです。

第1章でご紹介した、気にしすぎる人の思考のゆがみの中に、「彼女は私のことを嫌っている」とか、「私のことを退屈だと思っている」などと相手の心を否定的に読もうとするクセがありました。

あたかも自分には相手の考えがわかっているかのように勝手に決めつけたり、思い

こむ思考のパターンでしたね。

この他人の考えを「読む」というゆがんだ思考パターンの、ゆがんだ部分だけ修正して再活用すると、気にしすぎさんが輝いてきます。

つまり、「必ず否定的に」という部分をとりさり、読む能力だけを生かして、ニュートラルな読み方をするわけです。

相手の気持ちを察するために、気にしすぎを使うということですね。

相手がどのように感じているのか、あるいは思っているのかを察することは、おしゃべりを楽しくするポイントといえるでしょう。

話をしていると、周囲の反応もおかまいなしで、ペラペラしゃべりつづける人もいます。うんざりしてくるけれど、みんな大人だから、たいていの人はがまんして笑顔を浮かべています。

でも、気にしすぎさん、それも、他人の心を読むクセのある人なら、このような自己中心的なおしゃべりを延々とくりひろげることはまずないでしょう。話しながら、まわりの反応をつねに気にかけ、

「あ、あの人、つまらなそうだな」
「みんなのこの笑いはお義理じゃないな」
などと心を読み、それによって、ときには話の方向を変えたり、上手に話を切り上げたりできるはずです。

また、気にしすぎてしまう人なら、自分が他人からどう思われているかが気になるでしょう。このクセもいい方向に活用できます。世の中には相手の気持ちもおかまいなしに、親切の押し売りをして、自己満足に浸るような人もいますが、気にしすぎさんは、何事も相手の気持ちを考えながら決めていきますので、大きなお世話、でしゃばり、さしでがましいといった行動には出ないものです。

相手の気持ちをおしはかるという意味での「気にしすぎ」、あるいは、相手のことを思いやるという意味での「気にしすぎ」なら、まわりの人の気持ちをときほぐし、なごますことでしょう。

敏感なセンサーと、思慮深い考えがあなたを支える力になる

「内向型だからこそ」の強みを生かす

意識や興味、関心が自分の内面に向くのが内向型人間でした。ＨＳＰのうち７割が内向型だといわれ、ＨＳＰと重なる点も多々ありますが、ここでは内向型の人がその性格を社会で生かすにはどうすればいいかをお伝えします。内向型の人は、社交的ではなく、人混みが苦手で、見知らぬ人と話すことに緊張し、雑談が苦手です。騒音に耐えられず、雑踏やパーティなど人でごったがえす場所からは逃げ出したくなります。

ひとりでいることを好み、感性が鋭く、感受性豊かです。内省的、思索的ですし、物静かで、控えめで、謙虚なのも特徴です。

内向型の人のすばらしい特性を生かせる場は、実は少なくありません。同じ会社員であっても営業よりも、こまやかな気配りを必要とする事務職やエンジニアなどのほうがより適していることは、容易に想像がつきますが、たとえば、派手に思われがちな広告業界でも、グラフィックデザイナーやコピーライターといった職種では、内向型特有の鋭い感覚と直観力、豊かな感受性が武器になるでしょう。

「カメラマンになりたいけれど、内向的な私には無理かな……」などと決めつけたり思いこまないでください。カメラマンといえば、おおぜいのスタッフに囲まれて撮影する姿が思い浮かぶかもしれません。でも、それは人物やファッションや料理を専門に撮るカメラマンです。商品などの物を専門に撮る「物撮り」のカメラマンなら、たいていひとりでスタジオに閉じこもり物とじっくり向きあって、その物の機能美に感動しながらシャッターを切ることも多いでしょう。

もちろん、物撮りの撮影でもスポンサーやディレクターがそばにいて、ああでもない、こうでもない、と意見するケースもあります。そういう環境では実力を発揮できないというのなら、風景写真家という手もあります。

とにかく、**○○は私に向かない、と簡単に決めつけたり、思いこんだりして、あき**

気配りができる
流行に敏感
こまかい作業が得意

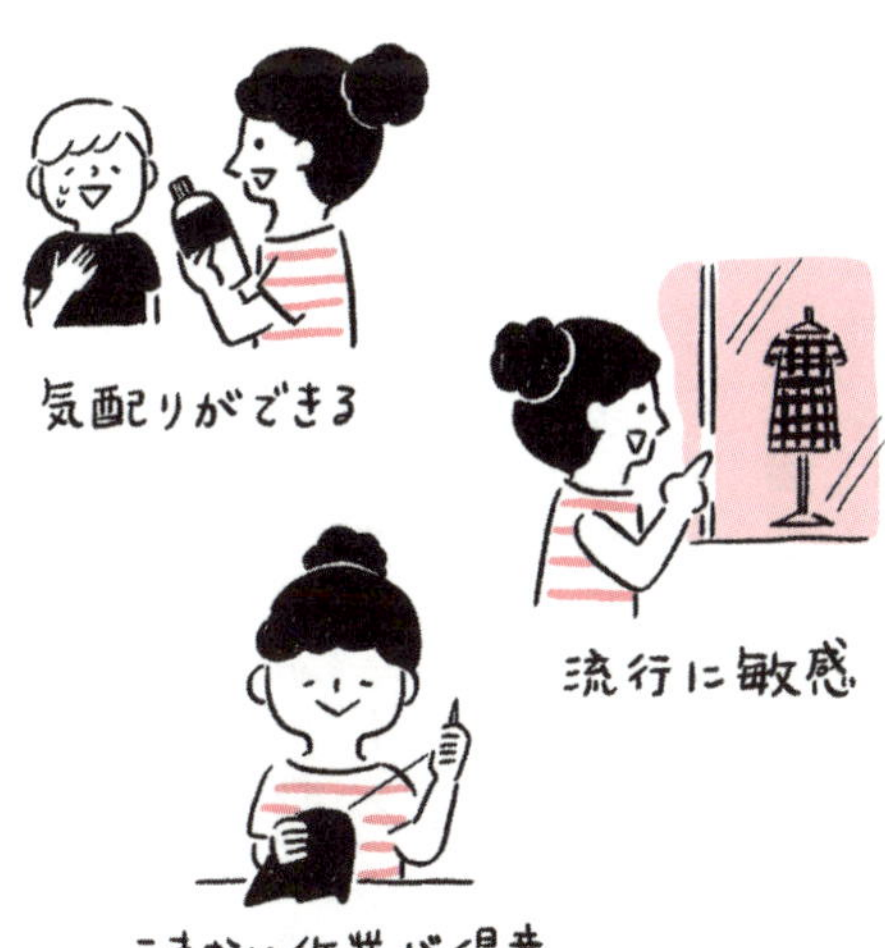

らめることは危険です。同じ業界、同じ職業であっても、自分たちのすばらしい特性を生かせる分野は、探せばきっとみつかるでしょう。

こまやかに気配りができ、繊細なセンサーで周囲の情報や流行もキャッチできる。さらにはこまかい作業や正確性を必要とするようなことは、とても得意……。どんな仕事でも、力を発揮できそうではありませんか。

内向型の人の独創性や、思索的で内省的な面をとくに生かせるのは、小説家や詩人、脚本家、画家やイラストレーター、漫画家などの創造的な仕事といわれています。

もちろん、才能がなければ論外ですが、これらの職業も俄然、選択肢のひとつとして浮上してくるでしょう。

HSPの敏感なセンサーが、生かされるとき

Highly Sensitive Personの略、HSPは日本語に訳すと「とても敏感な人」です。それは生まれ持った気質で、神経が高ぶりやすく、五感が鋭くて、第六感にもすぐれているといわれ、他人の発するエネルギー、光や音や食べものにも敏感に反応するのが特徴です。

他人が感じないことでも敏感に反応するため、ストレスにもさらされやすく、「鈍感な人間」がおそらく多数派の社会では、生きづらさを感じることはいうまでもありません。敏感さゆえに、小さなことも気になるし、思い悩むことも多くなるでしょう。

けれど、**光や音、食べものといった外界の刺激に鋭く反応する鋭敏な神経は、地球や環境の異変をいちはやく感知するセンサーともなりえます。**

現にHSP気質の人の多くは、食品に含まれる化学物質に身体が拒否反応を起こします。大量に使用される化学肥料や農薬がすでに、虫や鳥などの一部の種類を絶滅に

追いやりました。ＨＳＰ気質の人が化学肥料や農薬を使用した添加物まみれの食品を拒否するのは、それらがやがて人類の生存をおびやかしかねないことを感じとっている表れなのかもしれません。

ＨＳＰ気質を持った人は他人がみていると、そのことが気になって実力が十分に発揮できません。隙間なくおしゃべりをする人を相手にすると、人一倍疲れてしまい、騒音や人混みも苦手です。そのいっぽうで、静かな環境の中で、自分のペースを守れれば、仕事でも本来の実力を出すことができます。決して人間嫌いなのではなく、信頼できる相手には心を開いて会話を楽しみ、相手の話にもじっくり耳を傾けて誠実な受け答えをします。いわゆるハッタリ屋さんとは程遠い存在ですから、見栄を張ることも少なくて、やさしくて、善良な正直者が大半です。

何より、自分の内面を深くみつめて、物事をじっくり考える内省的で、思索的な人たちです。それでいて、第六感も含めて鋭い感覚をそなえ、直観力にもすぐれていますので、物事の表面に隠された真実を見抜く目を持っています。豊かな情感の持ち主でもあり、涙もろくて、感動しやすいのも特徴です。独創性も豊かなので、内向型人間同様にものづくりの現場で、才能を発揮することができるでしょう。

気にしすぎであることにうしろめたさを感じたときには

心のブレーキをはずし、罪悪感を振り払おう

気にしすぎやクヨクヨ悩んでしまう心は、視点や行動を少し変えるだけで、とても役立つこともわかりました。

それでもまだ、気にしすぎ、クヨクヨ悩む自分をどこかで受け入れられないとしたら、そのことに対するうしろめたさや罪悪感があるためかもしれません。

気にしすぎてしまう人は、クヨクヨ悩んでいる自分に気づくたびに、盗み聞きをしたり、他人の陰口をたたいたりしたときのような、心をさいなむいやな気持ち、つま

り、罪悪感を抱くことがよくあります。

気にしすぎ人間、クヨクヨ人間は、もともと自分が傷つきやすく、傷ついたときのつらさも毎日のように経験しているので、自分と関わる相手を傷つけないように、そして、相手につらい思いをさせないようにと、いつもこまやかに気を使い、心配りをしています。そのこと自体はとてもすばらしいことですね。

でも、そのすばらしい性向ゆえに、少しでも相手を傷つけたかもしれないと思うと、自分のいたらなさを責め、クヨクヨと思い悩んでしまいます。

そして、そのように気にしすぎて、クヨクヨ悩んでいる自分自身にはたと気づくと、そのこと自体にも罪悪感を覚えてしまいます。

このような罪悪感の再生産をくりかえしていれば、自分を受け入れるのがむずかしくなることはいうまでもありません。

罪悪感は心にブレーキをかけて、みずからの行動を無意識に規制します。

このブレーキをはずすと、気持ちがとても軽やかに感じられ、物事がうまくいきだします。

気にしすぎて、クヨクヨ悩む人たちは、そのことに対する罪悪感を捨てることが、とても大切です。

そうでないと、新たな一歩をなかなか踏み出すこともできません。

気にしすぎること、クヨクヨ悩むこと自体を、成長のためのステップととらえ、罪悪感を捨てて、新しい自分のために一歩踏み出しましょう。

脳は行動を待っている

考えているだけでは何も動きだしません。

大切なのは、自分を縛っている罪悪感などを解き放ち、自分のいいところを伸ばすための一歩を踏み出すことです。実は、行動することによって、脳は活性化され成長していきます。これは第2章でお伝えした「脳の出力依存性原理」で説明できます。

脳は過去のさまざまな体験の記憶をインプットして、情報として蓄え、行動するときにこれらの情報を使って、「先読み」をします。過去の情報と照らし合わせて、もしこう行動したらこうなるだろう、と先を読むわけです。

そして、先読みをもとに実際に行動に移ったとき、脳に蓄えられた情報がアウトプッ

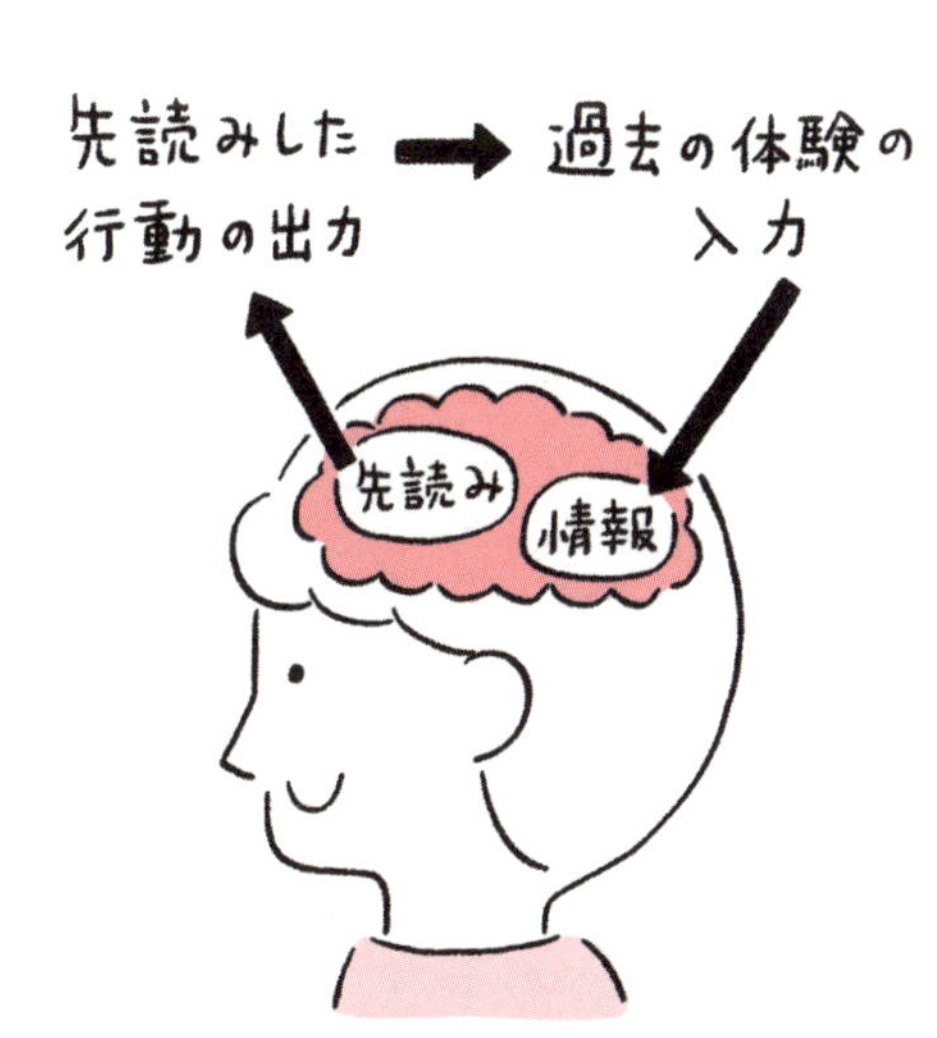

トされるわけです。すると、この行動によって得られた新しい情報が脳の中にプラスされます。

インプットしたものを使って行動を起こし、行動＝アウトプットして得られた新たな情報をプラスして、脳に新鮮な情報をインプットする。この循環の中で、脳に蓄えられる情報は質・量ともに高まっていき、受信能力も送信能力も上がっていきます。

何もしないでいたら、脳はせっかく蓄えてきた情報をアウトプットできないから、循環は起こりません。

まずは「先読み」とアウトプットをしないことには何も始まらないということです。

脳を健全に機能させるためにも、脳を成長させるためにも、内気だから、社交性がないから、声が小さいから、などと失敗を恐れて逡巡(しゅんじゅん)しているだけでなく、自分のいい面や得意分野を伸ばすための第一歩を踏み出しましょう。

「失敗を恐れることはありません。たとえ失敗しても、何かを変えることになる。破壊することで、新たな芽が出る」これは、心理治療を学ぶ中で、私が恩師に徹底的に叩きこまれた考えです。**たとえ失敗しても、その経験がその人を動かしていくのだから、絶対失敗にはならない。**

心の治療だけでなく、さまざまなことにいえる話だと思います。

失敗するのが怖いという気持ちはわかります。でも、失敗から学ぶことはたくさんあります。何もしないで失敗しないよりも、何でもいいから行動して失敗するほうがいい。もし、失敗からひとつでも学ぶことがあれば。

人は失敗をとおして、成長します。

内向型であることに自信が持てる時代

内向型人間の時代が到来している

アメリカは国自体が「外向型」といわれるほど、外向型人間が目立つ国です。そのアメリカで、内向型人間が注目を集めつづけています。

全米ベストセラーとなったスーザン・ケイン氏の『内向型人間の時代』（講談社）やローリー・ヘルゴー氏の『内向的な人こそ強い人』（新潮社）やマーティ・O・レイニー氏の『内向型を強みにする』（パンローリング）などの書籍も人気でした。

とくに、スーザン・ケイン氏の『内向型人間の時代』は非常に興味深く読める一冊です。

アメリカの名門中の名門、ハーバード・ビジネススクールの卒業生には多くの大企業のリーダーや、政治家、法律家などが名を連ねています。ケイン氏によれば、そこでは、リーダーの資質として外向型人間であることが求められ、社交的であること、決断が速いこと、自信たっぷりにふるまうことなどがよしとされているといいます。そして、リーダーは不十分な情報しかなくても決断せよ、55％の自信しかなくても、確信を持って話せ、などと教えこまれるのだそうです。

日本の企業でもすっかりおなじみのプレゼンテーションといえば、本場はアメリカです。ケイン氏の著書を読むと、そのアメリカで、プレゼンテーションの効果を疑問視するような声があることがわかります。

従業員にアイディアをプレゼンテーションではなく、オンラインで発表させることで、業績を上げた企業があるそうです。たとえば、技術系の男性社員が名案を思いついても会議では、マーケットの規模だの、マーケティングの方法だの、商品化した場合のコストだのについて矢継ぎ早に質問が飛びます。そんな質問に答えられるのは最高の名案を考えつく人間ではなくて、「プレゼンテーションのプロ」だ、というのです。

これでは、せっかくの名案もつぶされてしまいます。オンラインでアイディアを集めることにした社長の考えが見事にあたったのも納得がいきます。

プレゼンテーションは、たとえ正しいという自信がなくても、質問に素早く、堂々と答える外向型人間に有利に働きますが、内向型にはいたって不利です。一つひとつの質問について、正確に答えようと、いろいろな可能性などを考えていては、たちまち自信がないとみなされてしまいます。

ビル・ゲイツも、アインシュタインも、内向型だった

ハーバード・ビジネススクールの例といい、このプレゼンの話といい、アメリカでは謹厳実直（きんげんじっちょく）で、じっくり物を考えて、誠実に答えようとする人間（内向型）よりも、中身のない話であっても自信たっぷりに、早口でまくしたてる人間（外向型）のほうを重要視するようです。

けれど、ビル・ゲイツも内向型だといわれていますし、ケイン氏は著書の中で、ある調査によると、アメリカの優良企業11社すべてのCEOが謙虚で物静かで、内気で、控えめ、無口で温厚で、でしゃばらない内向型の人物だったと述べています。

ちなみに、アインシュタイン、ニュートン、ガンジーといったそうそうたる顔ぶれ

も内向型だったそうです。**時代を切り開くような革新的な発見や行動は、派手なパフォーマンスとは無縁の、深い思索から生まれるともいえるかもしれません。**

外向型ばかりが重視されがちなアメリカで、内向型の人間がみずから声を上げたことにより、ようやくこの当たり前の事実が認められ、内向型の価値がみなおされつつあるようです。

ちなみに、外向型が多いといわれるハーバード・ビジネススクールの中でも今、声が大きくて、社交的で、決断の速い独断的タイプをすぐれたリーダーとみなすのは、間違っているかもしれないと考える兆しがみられる、とケイン氏は述べています。

時代は、内向型人間の価値を認める方向へ、確実に向かっているようです。

気にしすぎてしまう人と内向型人間はイコールではありません。

けれど、気にしすぎる人の多くが内向型なこともたしかです。ということは、気にしすぎてしまう人たちも「自分たちの時代が近づきつつあるんだ」と胸を張ってもいいのかもしれません。

内向型の気にしすぎさんには、外向型のような派手なパフォーマンスも、質問に対して打てば響くような素早い反応も、そして、自信がないのに確信を持って話すというハッタリをかます行為もできません。

かわりにできるのは、**じっくり考えて慎重に行動すること、内面をみつめること、友だちは少ないけれど、その友だちと深く長くつきあうこと、相手の気持ちをおしはかること。**

こうして、外向型人間との対比で自分をみつめると、

「気にしすぎる自分もそんなに悪くないね、不器用だけど誠実だし、地味めだけど、けっこう味わい深いじゃない」

などと、また少し自分のことが好きになれると思います。

長所を伸ばせば弱点も消えていく

アンバランスでもいいから「いいところ」を伸ばす

自分を鳥の目で客観的にみられるようになれば、いいところや強みにも気づけます。気づいたら、いい面も悪い面も丸ごと受け入れるのです。

では、その先はどうしたらいいのか。短所や弱点をなおすために努力をする方法もあります。でも、それよりも、**自分のいいところを伸ばすためにエネルギーを使ったほうがいい**でしょう。**自分のいい面を上へ上へと伸ばしていくと、弱点や欠点もそれに引っぱられて上がってきます。**

凹の部分を押し上げるよりも、凸の部分をさらに引き上げることで、凹も引っぱられて上がってくるという考え方です。

小さいときにＩＱがとても高い子であっても、大人になるにつれて、そのＩＱが下がったりします。どうしてそのようなことが起きるのか――。

神童といわれるような子の脳には、ものすごく強い部分と、ものすごく弱い部分があることが多々あります。ただ、脳は弱いところをさかんに使うことで、凹の部分を押し上げようとして、脳全体のバランスをとろうとする性質があるので、放っておくと、魅力であった強い部分がだんだん使われなくなって、強みが消えていってしまうのです。

そうなりたくなければ、その子の弱いところを押し上げようとするのはやめにして、強いところを伸ばせるような学習なり、遊びなりの環境をつくってやればいいわけです。すると、強いところがますます強くなる。もちろんそれだけでなく、弱い部分も強いところに引っぱられるようにして、少しずつですが成長します。

アンバランスといえばアンバランスですが、それがその子の個性ですし、その個性を尊重して伸ばしてやったほうが結果的によいのです。

読み書きはまったくできないけれど、数学はおそろしいほどできる子どもに、「恥ずかしいから、まず文字を覚えなさい！」なんて言うのは、間違いかもしれません。できないところは、代替手段を使って補っていけばいいのです。

このことは、気にしすぎる人、敏感な人や、クヨクヨ思い悩む人たちにも当てはまります。

たとえば、人見知りを欠点と考えているとしたら、人見知りをなおしたいと思うかもしれません。でも、人見知りもその人の大切な個性であり、持ち味です。だから、**人見知りをなおすことよりも、客観視することで気づいた、自分の中に隠れていた強い面、いい面を伸ばしていったほうが、ありのままの自分でいられる**わけです。

平均的で、バランスがとれていることは、それはそれで大切だと思います。でも、ありのままの自分を認めようとするのなら、「ありのまま」をつぶしてはなりません。

人見知りをなおす自己啓発本を読む時間があるなら、たとえば、感受性が鋭いといういい面を伸ばすためにエネルギーを使ったほうが賢い。いい面がどんどん伸びていけば、人見知りも含めた自分という人間の個性がさらにきわだち、魅力を放つことになるでしょう。

弱点は代替手段を使って補っていったり、まわりに手伝ってもらうのです。そして、いい面を自分で伸ばしていれば、いつか弱点も克服できる日がきます。

先ほども述べたとおり、凸を引き上げることで、凹もそれに引っぱられて上がってくるからです。

ありのままの自分を受け入れれば、輝く瞬間は必ずくる

人間は人生の中年期以降、50代にもなってから、自分の苦手な分野の物事を始めるものだそうです。

私の知り合いの医者も、中学の頃はとてもシャイで社交性もないから、トップにたつことなど考えられなかったそうですが、その彼が病院を開業して、何人もの職員たちのトップにたって毎日忙しく働いています。

どうやら人間は人より遅れてでも、苦手を克服するようにできているようです。

人生の後半に入ってから自然にそうなっていきます。その時期がなぜ50代なのかは

わかりませんが、凸部分を伸ばすことで、凹部分も少しずつ引っぱり上げられてきて、50代に入る頃には、自信も余裕もでき、苦手が克服できるようになったということなのかもしれません。

このことは、いくつになっても再挑戦は可能だし、いくつになっても自分は変われるというメッセージでしょう。

いずれにしても、いつか凹も引っぱり上げられるのですから、それまでは苦手を克服しようなどとは思わずに、得意なことをやりつづけて、それをおおいに伸ばして自信をつけていくのが得策でしょう。

自分の弱点は弱点としてそのまま受け入れながら、得意分野に目を向けて、それを自分で伸ばす。このことがありのままの自分を受け入れることであり、ありのままの自分を受け入れながら生きられる日々は、あなたをいっそう輝かせることでしょう。

おわりに

最後まで読んでいただいて、ありがとうございました。

気にしすぎたり、敏感すぎたりして、クヨクヨしてしまう自分を恥じる気持ちは薄らぎましたか？

自分のすべてを完全に受け入れるには、長い時間がかかります。人は、さまざまな失敗をくりかえしてようやく「この自分でやっていくしかない」と思うようになるのです。

それでもいつか「ああ、このままの自分でいいんだ」と思えたとき、それだけで肩からスッと力が抜けて、気持ちが軽やかになります。

そのためにも日々の中で少しずつ、自分を客観視する時間を持ったり、ホ・オポノポノの4つの言葉をインナーチャイルドに向かって唱えたり、瞑想をしてみたり、食事や気を高める工夫をしたりするなどの自分でできることをやっていきましょう。それらを信じてやりつづければ、次第に心がハッピーになり、やがては自分を良し悪しなく受け入れられる日がくるでしょう。

私は精神科医として多くの患者さんたちと接し、深い心の傷や闇を抱えて悩み苦しみながらも、誰にも本心を打ち明けられずに生きてこられた方々に出会ってきました。その中に、カウンセリングや心理治療や当事者研究など通して、閉ざしていた心の窓を開き、マイナスを吐き出し、それまでの考えを反転させて元気になっていった患者さんたちがいました。

その方々は、自分の過去と向きあい、悩みや苦しみの中で、自分の弱さを受け入れることができた人たちであり、本当の自分として生きる一歩を踏み出した人たちでした。

あなたも「自分で決めて自分で生きる」ための一歩を、そして、気にしすぎや敏感さやクヨクヨを反転させて、自分らしさとして活用するための一歩を踏み出しましょう。負けても、失敗しても、傷ついてもかまわない。敗れる痛みを知り、失う勇気を持てることで、きっと心が強くなれるからです。

参考文献・出典

『敏感すぎて困っている自分の対処法』苑田純子／著、高田明和／監修（きこ書房）
『内向型人間の時代』スーザン・ケイン／著（講談社）
『内向的な人こそ強い人』ローリー・ヘルゴー／著（新潮社）
『内向型を強みにする』マーティ・O・レイニー／著（パンローリング）
『クヨクヨしなくていいんだよ！　「うつ」を克服する7つの鍵』ジョゼフ・J・ルチアーニ／著（花風社）
『活かそう！　発達障害脳「いいところを伸ばす」は治療です』長沼睦雄／著（花風社）
『ささいなことにもすぐに「動揺」してしまうあなたへ。』エレイン・N・アーロン（ソフトバンククリエイティブ）
『ブレイクスルー思考―人生変革のための現状突破法』飯田史彦／著（PHP研究所）
『ツキを呼ぶ「魔法の言葉」』五日市剛ほか／著（マキノ出版）
『はじめてのホ・オポノポノ』イハレアカラ・ヒューレン、カマイリ・ラファエロヴィッチ／著（宝島社）
『情と意の脳科学―人とは何か』松本元、小野武年／編集（培風館）
『広辞苑　第四版　普通版』新村出／編集（岩波書店）
『脳からストレスを消す技術』有田秀穂／著（サンマーク出版）

HSPのカウンセリングを行っている
クリニック・団体

十勝むつみのクリニック

代表　長沼睦雄
HP　http://mutsumino.info
住所　北海道帯広市西10条南5丁目
TEL　0155-21-2211

HSP、神経発達症、発達性トラウマの診断・治療を軸とした児童・大人のための精神科クリニック。

メンタルコンサルティングTerra

代表　曽我部小百合
HP　http://terra-watamori.jimdo.com/
住所　北海道帯広市西9条南15丁目 Smart1 201号室
TEL　090-6263-7642

HSPの当事者である、代表の曽我部小百合さんが、自身の体験をもとに、日本全国の方の相談を受けているカウンセリングルーム。さまざまな視点から「身体」「心」「魂＝生まれついた性質」に関する全体的なアドバイスを行う。
※対面・電話・スカイプによる相談が可能で有料・事前予約制。HPの問い合わせメールフォーム、または、お電話でお問い合わせください。

本書は、『気にしすぎ人間へ』
（小社刊／２０１５年）を改題し、
加筆、修正の上、再編集したものです。

人生の活動源として

いま要求される新しい気運は、最も現実的な生々しい時代に吐息する大衆の活力と活動源である。

文明はすべてを合理化し、自主的精神はますます衰退に瀕し、自由は奪われようとしている今日、プレイブックスに課せられた役割と必要は広く新鮮な願いとなろう。

いわゆる知識人にもとめる書物は数多く窺うまでもない。

本刊行は、在来の観念類型を打破し、謂わば現代生活の機能に即する潤滑油として、逞しい生命を吹込もうとするものである。

われわれの現状は、埃りと騒音に紛れ、雑踏に苛まれ、あくせく追われる仕事に、日々の不安は健全な精神生活を妨げる圧迫感となり、まさに現実はストレス症状を呈している。

プレイブックスは、それらすべてのうっ積を吹きとばし、自由闊達な活動力を培養し、勇気と自信を生みだす最も楽しいシリーズたらんことを、われわれは鋭意貫かんとするものである。

—創始者のことば— 小澤和一

著者紹介

長沼睦雄〈ながぬま むつお〉

十勝むつみのクリニック院長。北海道大学医学部卒業。脳外科研修を経て神経内科を専攻。北大大学院にて神経生化学の基礎研究を修了後、障害児医療分野に転向。道立札幌療育センターにて14年間小児精神科医として勤務。平成20年より道立緑ヶ丘病院精神科に勤務し、小児と成人の診療を行ったのち、十勝むつみのクリニックを開院。HSC/HSP、発達障害、発達性トラウマ、愛着障害などの診断治療に専念し、脳と心と体と魂を統合的に診る医療を目指している。『敏感すぎる自分を好きになれる本』(小社刊)など著書多数。

気にしすぎる自分がラクになる本 青春新書 PLAYBOOKS

2019年9月1日　第1刷

著者　長沼睦雄

発行者　小澤源太郎

責任編集　株式会社プライム涌光

電話　編集部　03(3203)2850

発行所　東京都新宿区若松町12番1号 〒162-0056　株式会社青春出版社

電話　営業部　03(3207)1916　振替番号　00190-7-98602

印刷・図書印刷　製本・フォーネット社

ISBN978-4-413-21145-1

©Mutsuo Naganuma 2019 Printed in Japan

本書の内容の一部あるいは全部を無断で複写(コピー)することは著作権法上認められている場合を除き、禁じられています。

万一、落丁、乱丁がありました節は、お取りかえします。

青春新書
PLAYBOOKS

人生を自由自在に活動する——プレイブックス

ゴルフ 次のラウンドから結果が出る
パッティングの新しい教科書

小野寺 誠

スコアをつくるパッティングの極意。
プロはこう考えて、
こう読んでいたのか！

P-1140

毎日の健康効果が変わる！
食べ物の栄養便利帳

ホームライフ
取材班[編]

体にいい有効成分、
ぞくぞく新発見！
まったく新しい食べ物の
〝トリセツ〟です

P-1142

ポリ袋だから簡単！
発酵食レシピ

杵島直美

みそ、ぬか床、白菜漬け、
キムチ、粕床、麹床…
食べたい分だけ手軽に作れます

P-1143

いまを乗り越える
哲学のすごい言葉

晴山陽一

悩む、考える、行動する——
大事なことは
哲学者たちが教えてくれる

P-1144

お願い
ページわりの関係からここでは一部の既刊本しか掲載してありません。
折り込みの出版案内もご参考にご覧ください。